© 2024 Andrea Schmitt

Websites:

www.as-wasserberatung.de und www.trinkwasserinfo.eu

Covergrafik von: Andrea Schmitt und KI (Canva)

Fotos der Autorin: Nadja Kowollik

Verlag: BoD · Books on Demand GmbH, In de Tarpen 42, 22848 Norderstedt, bod@bod.de

Druck: Libri Plureos GmbH, Friedensallee 273, 22763 Hamburg

ISBN: 978-3-7693-2528-7

FSC
www.fsc.org

MIX
Papier aus verantwortungsvollen Quellen
Paper from responsible sources
FSC® C105338

Widmung

Ich widme dieses Buch Andrea Schmitt - also mir selbst - weil ich die Einzige bin, die davon überzeugt ist, dass der Inhalt besonders wichtig für Neugeborene und Babys bis 6 Monate ist. Ich fürchte, dass die weit verbreitete Aussage der Wasserversorger, dass unser Trinkwasser hervorragend kontrolliert ist, gerade für diese sensible Zielgruppe nicht ausreicht und mögliche Risiken für die Gesundheit verschleiert. Obwohl Freunde und sogar meine Familie der Ansicht sind, dass dieses Buch verlorene Liebesmüh ist, weil sie davon ausgehen, dass das Vertrauen in die Qualität unseres Leitungswassers und in den Gesetzgeber größer ist als in meine kleine Stimme, die hier erhoben wird, halte ich meine Rechercheergebnisse für so wertvoll, dass ich es trotzdem veröffentliche.

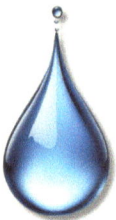

Wir sind alle Wasserwesen. Dieses Wissen verbindet uns, unabhängig von Geschlecht oder Identität. Mein Wunsch, Wissen über Wasser zu erweitern und seine Bedeutung für unser Leben zu erkennen und zu verbreiten, kann ich nur mit eurer Hilfe erreichen

Inhaltsverzeichnis

Institutionen und Medien

Bildungseinrichtungen

Trinkwasserverordnung und -analyse

Wasserqualität und Expertenwissen

Schluss

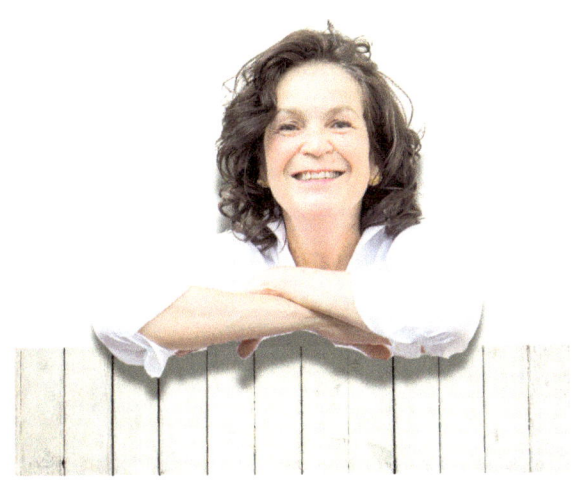

Über mich

Liebe Eltern,

hier mein kurzer Steckbrief, damit ihr mich einordnen könnt.
Andrea Schmitt, geboren in Mainz am 31. Januar 1962 Beruf:
Abitur in Mainz, private Hotelfachschule D. Speiser in Bad
Wiessee, Lehre im Hilton in Mainz, abgeschlossenen
Ausbildung zur Hotelfachfrau, Tätigkeit im ZDF in der
Dokumentation, Empfangsmitarbeiterin bei SAT 1,
Verwaltung eigener Immobilien, Mutter einer Tochter,
autodidaktische Berufsfotografin, Buchautorin. Hobbies:
Wasserforschung aus Verbrauchersicht, Feuerwehr, Yoga
und jeden Tag spazieren gehen. Ich habe eine erwachsene
Tochter, eine Hündin und eine Mission:

Dieses Buch richtet sich insbesondere an
gesundheitsbewusste Eltern und möchte auf mögliche und

wahrscheinliche Gefahren im Zusammenhang mit Mineral- und Leitungswasser hinweisen, die nur hier (zum Zeitpunkt der Veröffentlichung) in einer solchen Deutlichkeit und Komplexität aufgezeigt werden .

Seit 2018 beschäftige ich mich mit dem Thema Trinkwasser aus Verbrauchersicht. Speziell in diesem Buch widme ich meine Aufmerksamkeit vorhandenen Gefahren in Leitungs- und Mineralwasser, die für die Gesundheit eurer Kinder bereits während der Schwangerschaft bis zur Schule vorhanden sein können.

Weiterhin richte ich meinen Blick auf die Trinkwassersituation in unseren Schulen und Kindergärten, mache mir Gedanken, wie es um aktualisiertes Wissen im Hinblick auf Gefahren im Trinkwasser seitens Kinderärzten und Hebammen steht und gebe hoffentlich einfach durchzuführende Tipps, um das Element Wasser, aus dem wir überwiegend bestehen, besser verstehen zu können.

In meinem Buch findet ihr nicht nur wertvolle Tipps zur Trinkwassersicherheit und zur Erziehung eurer Kinder in Sachen Wasserwissen, sondern lernt auch, wie geschickt die Medien unsere Kinder manipulieren. Ihr lernt hier veraltete bzw. schlichtweg falsche und zum Teil sogar widersprüchliche Informationen im Internet zu erkennen.

Kurz zu meinem Wasserweg.

Als ich im Dezember 2018 meine erste Wasserinfo besuchte, veränderte das von einem auf den anderen Tag meine Einstellung zum Thema Wasser radikal. Natürlich ging es um eine Verkaufsveranstaltung, die mich immerhin so überzeugte, dass ich ab diesem Zeitpunkt begann, Gründe dafür zu suchen, wieso ich mir als Einzelperson einen sündhaft teuren Wasserfilter/-veredler kaufen sollte. Schließlich war ich der festen Überzeugung, gutes Leitungswasser zu haben. Ab diesem Zeitpunkt habe ich übrigens nie mehr Leitungs- oder Mineralwasser getrunken, weil das, was ich in der Wasserinfo lernte, mich einfach überzeugte. Kurz gefasst ging es darum, Wasser nach dem Vorbild der Natur zu trinken und vor allem durch eine effektive Filtration komplett und garantiert schadstoff- und keimfrei konsumieren zu können und darüber hinaus in der Lage zu sein, aus „totem" Wasser, welches durch Druck aus der Leitung kommt, durch Verwirbelungstechnik quasi „lebendiges" Wasser machen zu können. Letztendlich habe ich mir diesen Filter gekauft, und zwar aus einem einzigen Grund: Mein Körper ist Strahlungen, schlechter Luft, minderwertigen und schädlichen Lebensmitteln ausgesetzt. Nichts davon kann ich kontrollieren. Aber beim Wasser gelingt mir das. Das nach dem Atmen zweitwichtigste Element kann weitaus mehr als nur meinen Durst stillen. Ich fragte mich endlich, was ich eigentlich aktiv für meine Gesundheit tue. Welch wichtige Rolle dabei das richtige

Wasser spielt, habe ich in jahrelangen und immer tieferen Recherchen herausgefunden.

Ihr findet in diesem Buch Fakten aber auch Vermutungen, die als solche gekennzeichnet sind. Nicht zuletzt hoffe ich auf eure Mithilfe, um mir mal einen bundesweiten Überblick über die Rolle von Wasser in Kindergärten und Schulen verschaffen zu können. Auch wenn ich seit 5 Jahren einen Filter nutze, habe ich 57 Jahre prima ohne Wasserfilterung gelebt und ein gesundes Kind großgezogen. Ich möchte hier weder Panik verbreiten, noch Wasserfilter verkaufen.

Ihr wollt mehr wissen? Dann folgt mir auf Facebook: https://www.facebook.com/ASWasserberatung nach oder auf youtube: @wertvolleswissenueberwasser. Weitere Seiten sind: meine erste Webseite www.trinkwasserinfo.eu und meine zweite Webseite www.as-wasserberatung.de

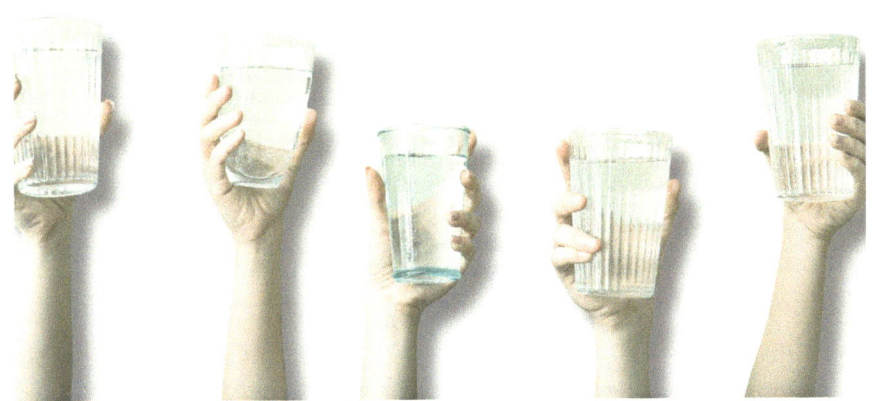

Ziel dieses Buches

Wasserwissen für Eltern

Liebe Eltern,

schön, dass ihr dieses Buch gekauft habt. Das beweist, dass ihr bereits eine wichtige Wahrnehmung für die Bedeutung der Trinkwasserqualität für euch entdeckt habt. Ihr wisst oder ahnt, dass die Gesundheit und das Wohlbefinden eurer Kinder nicht nur von der Ernährung, sondern auch wesentlich von der Qualität des Trinkwassers abhängen. Das war mein Ansporn, dieses Buch zu schreiben. Meine Erkenntnisse können euch helfen, euer Wissen zu erweitern und vielleicht auch Maßnahmen ergreifen zu können, damit eure Kinder in Bezug auf Trinkwasserqualität und -sicherheit bestens geschützt und informiert aufwachsen.

Hier erhaltet ihr einen umfassenden Überblick über die Bedeutung von Wasser für eure Kinder: vom verantwortungsvollen Umgang mit Trinkwasser über

9

potenzielle Risiken durch unzureichende Wasserqualität bis hin zu praktischen Maßnahmen, mit denen ihr die Wasserqualität überprüfen und verbessern könnt.

Weiterhin möchte ich euch in die Lage versetzen, kritischer mit Medienberichten und widersprüchlichen bzw. veralteten Informationen über Wasser im Internet umzugehen und eure Kinder für die subtile Beeinflussung von Werbung in den Medien zu sensibilisieren. So seid ihr in der Lage, eigenständig die Qualität eures Trinkwassers kritisch hinterfragen zu können.

Ich glaube fest daran, dass wir, indem wir gemeinsam die Qualität unseres Trinkwassers besser beurteilen und verbessern können, den Grundstein für eine gesündere Zukunft unserer Kinder, für eine von Plastikflaschen befreite Umwelt und natürlich für uns selbst legen werden.

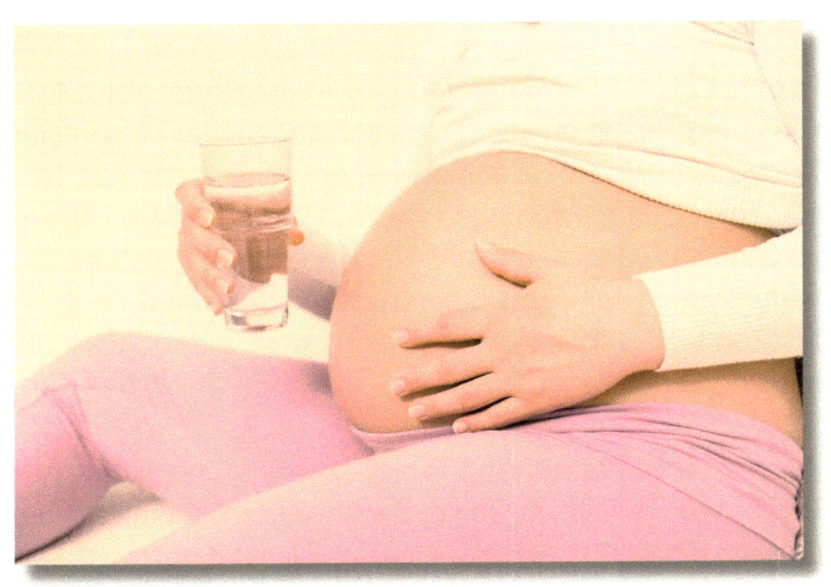

Schwangere

Eine vulnerable Gruppe

Liebe werdende Mutter,
wieso erstelle ich hier einen Zusammenhang zwischen Schwangerschaft und Vulnerabilität (Verwundbarkeit)? Zum ersten Mal habe ich diesen Ausdruck bei einer Abkochempfehlung gelesen. Achte mal auf ähnliche Sätze wie „Unmittelbar nach den Gegenmaßnahmen kann aus Sicherheitsgründen noch einige Tage lang eine Abkoch-Empfehlung für sogenannte vulnerable Personengruppen gelten: Für Menschen mit geschwächtem Immunsystem (z. B. ältere, kranke, schwangere Personen, Säuglinge, Kleinkinder)" Gründe für diese Maßnahmen wie in

diesem Fall bei Schwangeren gibt es folgende: Schwangere müssen in Bezug auf die Exposition gegenüber Umweltgiften, Chemikalien und bestimmten Lebensmitteln, die das Risiko von Entwicklungsstörungen beim Fötus erhöhen können, besonders vorsichtig sein. Wusstest du, dass dein Immunsystem teilweise unterdrückt wird, um die Abstoßung des Fötus zu verhindern, was dich damit leider anfälliger für Infektionen machen kann?

Meine Schwangerschaft verlief zwar problemlos. Außer Sodbrennen hatte ich keine Beschwerden. Damals wusste ich noch nichts über Trinkwasserqualität, und trotzdem war es eine schöne Schwangerschaft und (von der 14-tägigen Verspätung abgesehen) dauerte die Geburt nur 5 Stunden. Dennoch weiß ich, dass das bei vielen nicht so ist. Ich wusste damals auch nicht, dass schon geringe Mengen an Schadstoffen das Risiko von Entwicklungsverzögerungen, Frühgeburten und einem niedrigen Geburtsgewicht erhöhen können. Dass Nadia hier gesund mit der Flasche gefüttert werden konnte, lag sicher auch daran, dass mein Wasser damals aus eigenen Quellen und Brunnen aus dem Hochtaunus kam. Laut CHAT GPT sind Tieflagen nämlich anfälliger für die Belastung des Grundwassers durch Schadstoffe, da dort die Versickerung schneller und die landwirtschaftliche Nutzung intensiver ist. In Hoch- und Mittelgebirgen wird das Grundwasser durch natürliche Barrieren und geologische Gegebenheiten besser geschützt, was zu einer geringeren Schadstoffbelastung führt. Denkt daran, dass auch Chemikalien und Pestizide, die ins

Grundwasser gelangen, Fehlbildungen, Frühgeburten und Entwicklungsstörungen verursachen können.

Ich frage mich, ob irgendjemand bei solchen pränatalen Komplikationen und Entwicklungsanomalien überhaupt an belastetes Leitungswasser als Ursache denkt. (siehe: www.as-wasserberatung.de/Quellennachweis)

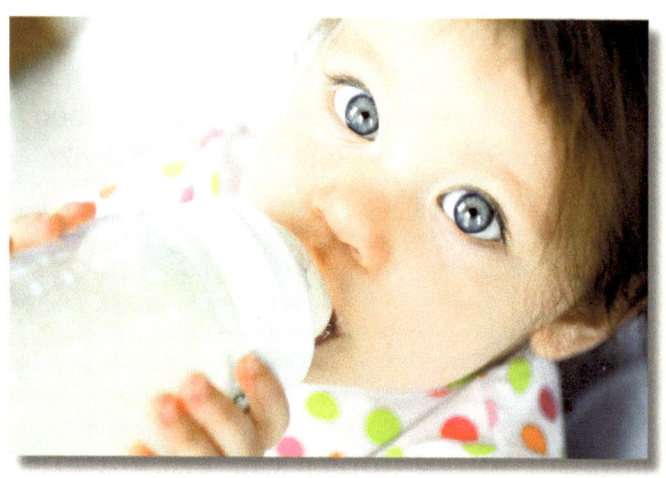

Neugeborene und Babys
bis 6 Monate

Wasser bei der Zubereitung von Babynahrung

Liebe Mama und lieber Papa,
herzlichen Glückwunsch zur Geburt eures Babys! Diese aufregende Zeit bringt viele neue Herausforderungen und Verantwortungen mit sich. Solltet ihr aus welchen Gründen auch immer, euren Schatz nicht stillen können, (was bei mir leider der Fall war, weil ich Keuchhusten hatte und diesen auf Nadia übertragen habe) seid ihr gezwungen, Babynahrung mit Wasser zubereiten zu müssen. Folgende wichtigen Infos möchte ich euch dabei ans Herz legen.

Fakt ist:
Die Kontrolle des Leitungswassers geht laut Trinkwasserverordnung theoretisch bis zum jeweiligen Hauswasseranschluss. Praktisch endet diese jedoch eigentlich schon beim Verlassen des Wasserwerks, da eine ständige und zuverlässige Kontrolle des unterirdischen sehr langen und zum Teil stark veralteten Leitungswassernetztes schlicht und ergreifend unmöglich ist. Ihr müsst wissen, dass eure Wasserqualität auch wesentlich von Alter und Qualität sowie regelmäßiger Spülung eurer Trinkwasserleitung und gegebenenfalls auch eurer Armaturen abhängt.

Speziell Neugeborene und Babys, bis zu etwa 6 Monaten, die mit Wasser zubereitete Babynahrung erhalten, sind leider besonders empfindlich gegenüber Schadstoffen und Verunreinigungen im Wasser, da deren Immunsystem noch nicht vollständig entwickelt ist.

Küchenarmaturen

Damals habe ich mir keine Gedanken über die Qualität meiner Küchenarmatur gemacht. Ich denke auch mal, dass die wenigsten beim Kauf darauf achten und bei vorhandenen Armaturen nicht wissen können, aus welchem Material diese bestehen. (siehe: www.as-wasserberatung.de/Quellennachweis)

„Küchenarmaturen können unter bestimmten Umständen gesundheitsbedenkliche Stoffe abgeben, die für Babys und Kleinkinder besonders gefährlich sein können. Folgende

Substanzen und Materialien können in diesem Zusammenhang problematisch sein:

Nickel: Einige Armaturen enthalten Nickel, das bei empfindlichen Personen allergische Reaktionen auslösen kann. Langfristige Exposition kann auch gesundheitliche Probleme verursachen.

Phthalate: Diese Weichmacher, die in einigen Kunststoffkomponenten von Armaturen vorhanden sein können, sind hormonell wirksam und können das Hormonsystem von Babys und Kleinkindern stören.

Bisphenol A: BPA kann in einigen Kunststoffteilen von Armaturen vorhanden sein. Es ist ein endokriner Disruptor und kann ebenfalls das Hormonsystem beeinflussen.

Legionellen und Keime:
Haltet die Armatur, aus der ihr das Leitungswasser für euren Schatz entnehmt, sauber ggfs. Dichtungen austauschen und den Perlator in Essigwasser öfter säubern, da sich gerade dort die Keime ansammeln.

Richtiges Abkochen:
Ein Wasserkocher eignet sich dann nicht fürs Abkochen, wenn er sich zu schnell abschaltet. Um verlässlich alle Keime abzutöten, entscheidet euch für den Kochtopf und lasst das Wasser ca. 2-4 Minuten kochen.

Schwermetalle:
Bei Babys und sogar bei Ungeborenen können Schwermetalle in Leitungswasserleitungen wie Blei, Kupfer oder Arsen auch in kleinen Mengen besonders der Entwicklung des Nervensystems und der Intelligenz eures Babys schaden. (siehe: www.as-wasserberatung.de/Quellennachweis)

Alte Rohre:
Auch wenn es seit den 1970er Jahren verboten ist, Bleirohre zu installieren, können in älteren Gebäuden immer noch Bleirohre hinter Putz versteckt sein. Aber auch bei älteren feuerverzinkten Stahlrohrverbindungen ist Vorsicht geboten, da die Verwendung von bleihaltigem Lot in vielen Regionen bis in die 1970er und 1980er Jahre üblich war. Das kann am besten ein Fachmann beurteilen.

Kupferrohre:
Leider können Kupferrohre ebenfalls zu gesteigerten Schwermetallwerten im Wasser beitragen. Maximal 2 mg/l sollten nicht überschritten werden. (siehe: www.as-wasserberatung.de/Quellennachweis)

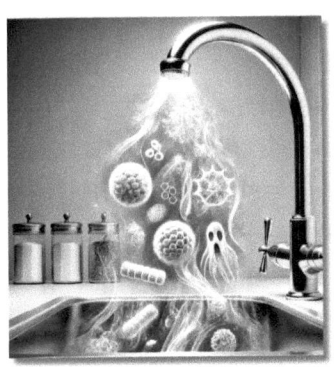

Hartes Wasser und Neurodermitis:
Auch wenn unsere Wasserversorger immer betonen, dass die Härte des Wassers keine gesundheitlichen Auswirkungen hat, möchte ich auf eine Entdeckung hinweisen, die ich für verfolgenswert und vor allem für eine Möglichkeit halte, einigen betroffenen Kindern vielleicht ganz einfach helfen zu können.

Es gibt Studien, die einen Zusammenhang darin sehen, dass hartes Wasser insbesondere bei Säuglingen und Kleinkindern das Risiko für die Entwicklung von Neurodermitis erhöhen kann. Mögliche Begründungen dafür sind:

Hartes Wasser enthält hohe Konzentrationen von Calcium- und Magnesiumionen. Diese Mineralien können auf der Haut verbleiben und bei empfindlichen Personen Irritationen verursachen. Das kann zu einer Verschlechterung der Symptome bei Menschen mit Neurodermitis führen. Es reagiert mit Seifen und Reinigungsmitteln und bildet schwerlösliche Salze, die als Rückstände auf der Haut verbleiben können. Diese Rückstände können sie austrocknen und irritieren, was die Barrierefunktion der Haut schwächt und Neurodermitis-Symptome verschlimmern kann. Es wird angenommen, dass hartes Wasser die Hautbarriere verändern kann, indem es den pH-Wert der Haut erhöht. Ein höherer pH-Wert kann die Haut anfälliger für Irritationen und

Entzündungen machen. Das kann auf jeden Fall leicht selbst herausgefunden werden.

Wenn ein Zusammenhang zwischen hartem Wasser und Neurodermitis besteht, könnten Maßnahmen wie die Installation von Wasserenthärtern oder der Einsatz eines guten Wasserfilters , destilliertes Wasser (**Achtung**: nicht das Wasser für das Bügeleisen oder die Autobatterie!) oder auch Wasser mit einen niedrigen Mineralstoffgehalt (insbesondere niedrige Kalzium- und Magnesiumwerte) wie z.B. Plose, Lauretana oder Black Forest helfen, die Symptome zu lindern. Wenn ich dieses Wasser empfehle, dann übrigens nur wegen deren niedriger Sättigung mit Mineralstoffen. Den Umweltaspekt und die Kosten habe ich dabei komplett vernachlässigt. Zu Testzwecken kann ich dieses Wasser aber durchaus empfehlen.

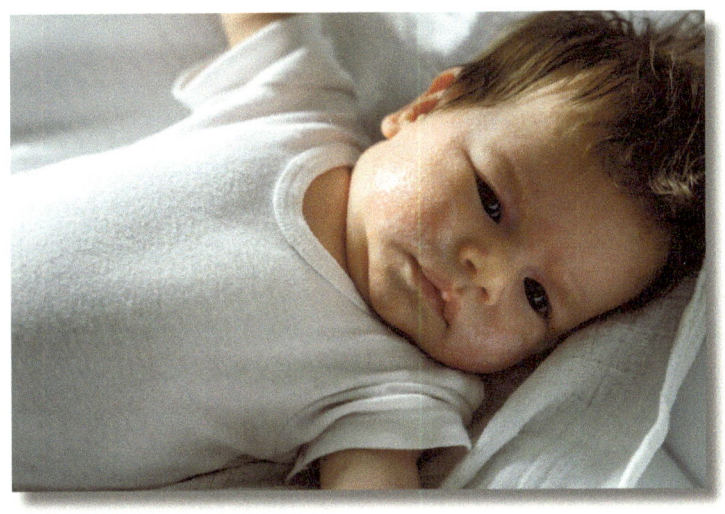

(siehe www.as-wasserberatung.de/Quellennachweis)

Abkochen ist gegen Schwermetalle, Uran, Fluorid, Nitrate und Mikroplastik nicht wirksam !

Was euch wahrscheinlich niemand sagt: Durch das Verdampfen von Wasser beim Kochen reduziert sich die Wassermenge immer leicht, während die Menge eventuell gelöster Schwermetalle und des Nitrats gleich bleibt. Welche Auswirkungen das haben könnte, ist bisher nicht erforscht.

Für Stillende: Es ist unwahrscheinlich, dass Schwermetalle im Leitungswasser über die Muttermilch in signifikanten Mengen auf den Säugling übertragen werden. Die meisten Schwermetalle werden vom Körper der Mutter nicht in die Muttermilch abgegeben, da sie sich in den Geweben der Mutter ansammeln und nicht in die Milch gelangen. Bei Nitrat sieht es leider anders aus, denn Nitrat kann im Körper der Mutter zu Nitrit umgewandelt werden, was in geringen Mengen in die Muttermilch übergehen kann.

Es wird dringend angeraten, Babys in den ersten sechs Lebensmonaten neben Mutter- oder Flaschenmilch kein zusätzliches Wasser zu geben. Eine Ausnahme kann bestehen, wenn das Kind unter Durchfall oder Fieber leidet. In solchen Fällen sollte jedoch nur auf ärztlichen Rat hin Wasser verabreicht werden. Zu viel Wasser kann bei Babys zu einer Wasservergiftung führen, da ihre Nieren noch nicht vollständig entwickelt sind und die im Wasser enthaltenen Elektrolyte und Natrium nicht richtig verarbeiten können. Dies kann eine Überhydrierung verursachen, bei der sich Wasser in den Zellen und sogar im Gehirn ansammelt, was im schlimmsten Fall lebensgefährliche Ödeme zur Folge haben kann. Daher ist es entscheidend, bei der Zubereitung von Flaschenmilch die Anweisungen des Herstellers genau zu befolgen und die Milch **nicht** mit zusätzlichem Wasser zu verdünnen.

Für Babynahrung Zubereitende: Um das Risiko einer erhöhten Nitratbelastung für Neugeborene und Babys bis ca. zum 6. Lebensmonat zu minimieren, wird empfohlen, auf die Qualität des Trinkwassers zu achten und gegebenenfalls gefiltertes Wasser zu verwenden, bei dem der Filter so gut ist, dass er auch Nitrat herausfiltert. Das können übrigens die wenigsten Filter. Daher mein Tipp: Hier genau nachfragen.

Um die Qualität eures Leitungswassers - passend für die Bedürfnisse eures Neugeborenen bzw. Babys bis 6 Monate - festzustellen, rate ich dazu, es unbedingt von einem Fachlabor auf:

- Nitrat: für Babys idealerweise unter 10 mg/l.
- Nitrit: Maximal 0,1 mg/l.
- Ammonium: Maximal 0,5 mg/l.
- Eisen: Maximal 0,2 mg/l.
- Mangan: Maximal 0,05 mg/l.
- Kupfer: Maximal 2 mg/l.
- Blei: Maximal 0,01 mg/l.
- Arsen: Maximal 0,01 mg/l.
- Pestizide und Pestizidmetaboliten: Summe der Pestizide maximal 0,0005 mg/l.
- Chlorid: Maximal 250 mg/l.

- Sulfat: Maximal 250 mg/l.
- Fluorid: Maximal 0,01 mg/Tag
- pH-Wert: Sollte zwischen 6,5 und 9,5 liegen.

analysieren zu lassen.

Um die Qualität eures Mineralwassers festzustellen, rate ich dazu:
auf den Natrium- als auch auf den Nitratgehalt sowie auf Uran und Fluoride zu achten. Lest dazu bitte aufmerksam meine Infos über Babywasser.

Gut zu wissen:
Pulvermilchnahrung oder Brei wird in der Regel mit warmem Wasser zubereitet. Trotzdem sollte das Wasser immer kalt aus dem Hahn entnommen werden. Denn warmes Wasser aus der Leitung, vor allem aus Boilern, ist hygienisch problematisch. Es kann mit Keimen belastet sein, die das kindliche Immunsystem überfordern können. Daher: Wasser grundsätzlich so lange ablaufen lassen, bis es sich gleichmäßig kühl anfühlt und anschließend erwärmen. Erhitzt niemals Babymilch in Plastikflaschen oder -behältern in der Mikrowelle, da dies das Risiko der Freisetzung von Chemikalien erhöht. Besser ist es, die Milch lieber in einem separaten Glasbehälter zu erhitzen und sie dann in die Flasche umzufüllen.

Es tut mir so leid, aber es gibt noch weitere Gefahren, denen ein geschwächtes oder noch nicht entwickeltes Immunsystem schutzlos ausgeliefert ist und bei denen Tests leider keinen Sinn machen.

Dazu gehören:

Bakterielle Endotoxine

Da eine Untersuchung im Fachlabor keinen Sinn macht, weil diese Bakterien ständig auftauchen können, machen nur hochwertige Wasserfilter, die speziell für die Entfernung von Bakterien und Endotoxinen ausgelegt sind, Sinn.

Aber was sind eigentlich bakterielle Endotoxine? Sie stammen von Gram-negativen Bakterien, die sich in Biofilmen, in Rohrleitungen, Wasserspeichern und Tanks ansammeln und an den Innenwänden von Wasserleitungen haften. Wenn diese Bakterien sterben und ihre Zellwände abgebaut werden, gelangen eben diese Endotoxine ins Wasser. Abkochen macht wenig Sinn, da diese Bakterien sich als hitzebeständig erwiesen haben.

Der Biofilm

Der Biofilm – ein unsichtbarer Bewohner von allen nicht bzw. unzureichend gewarteten Trinkwassersystemen. Ein Biofilm ist eine dünne Schicht von Mikroorganismen, die sich an den Innenwänden von Wasserleitungen absetzt. Diese Schicht besteht aus Bakterien, Pilzen, Parasiten und anderen Mikroben, die durch eine schützende Schicht (Matrix) umgeben sind. Besonders in älteren oder schlecht gewarteten Leitungen kann der Biofilm problematisch werden, weil er gefährliche Bakterien wie Legionellen und Pseudomonas sowie Parasiten wie Giardia und Cryptosporidium beherbergen kann. Diese Parasiten sind

widerstandsfähig gegenüber Desinfektionsmitteln wie Chlor und können im Biofilm leider lange überleben.
(siehe: www.as-wasserberatung.de/Quellennachweis)

Geschafft. Die Aufzählung möglicher Schadstoffe hat mich auch überrascht.

So empfehle ich dir, das eigene Leitungswasser testen zu lassen und je nach Testergebnis Alarmstufe Rot ausrufen und am besten vor der Schwangerschaft oder sofort schauen, ob und welcher Filter zu euren Bedürfnissen passt.

Mein Tipp:
Haltet euer Leitungswasser in Bewegung. Je länger und öfter ihr es laufen lasst, desto weniger Zeit haben Keime & Co. Zeit, sich zu vermehren. Für Schwermetalle gilt das aber leider nicht. Denkt daran, dass Nicht-Stillen, Neugeborene und Babys bis 6 Monate eher gesundheitlichen Gefahren aussetzt, die wahrscheinlich nie mit der Qualität des Wassers in Zusammenhang gebracht und sich vielleicht erst später zeigen werden. Ich weiß, dass das Spekulationen sind. Doch jeder Schutz zählt.

Better safe than sorry. Jeder vermiedene Kinderarztbesuch ist ein Gewinn, auch wenn man den Erfolg von Prävention leider nie messen kann.

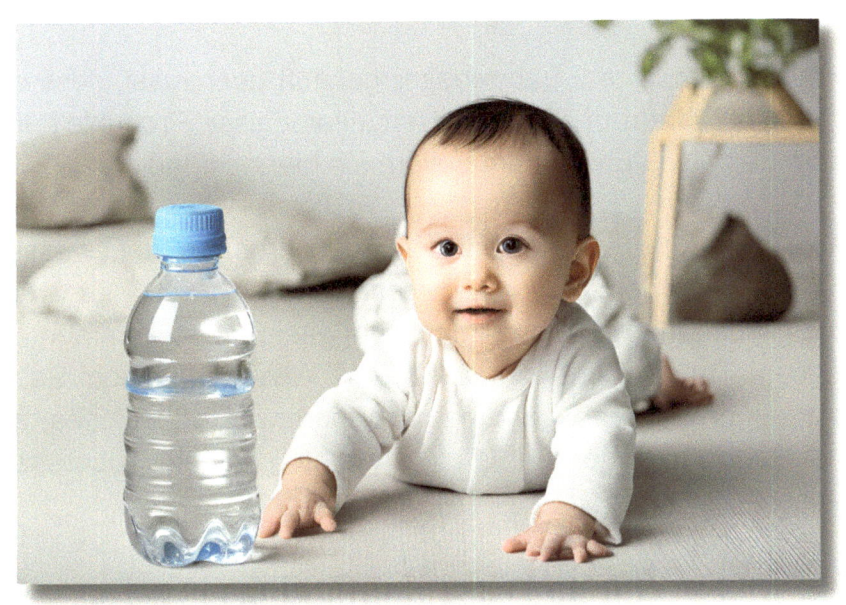

Babywasser

Was ihr darüber wissen müsst

Liebe nicht stillen könnende oder wollende Mutter, lieber Vater,
verabschiedet euch von der Vorstellung, dass es egal ist, welches Wasser ihr für die Zubereitung von Babynahrung verwendet.
Ich bin glücklich darüber, dass ich euch meine Erkenntnisse als wertvolle Zusatzinformationen zu diesem Thema erstmals präsentieren kann. Da ich wirklich tief in die Materie eingestiegen bin, habe ich Einblicke in potentielle Gefahren für unser Trinkwasser gerade für die in diesem Buch

erwähnte Zielgruppe erhalten, die mich sehr traurig gemacht, aber auch ermutigt haben, sie in diesem Buch zu publizieren.

Habt ihr schon mal Babywasser gekauft oder wisst, dass es das gibt? Vertraut ihr dem Hersteller dieser Produkte? Ihr solltet es nicht tun. Warum erkläre ich hier ausführlich.

Alle Eltern, die auf Reisen sind oder ihrem Leitungswasser nicht vertrauen, bzw. wissen, dass es für die Säuglingsnahrungszubereitung nicht geeignet ist, kommen an diesem Thema nicht vorbei. Warum? Weil man seinem Baby auf keinen Fall Babynahrung mit Mineralwasser, welches zu viel Natrium, Fluorid, Sulfat, Nitrit etc. enthält, zubereiten sollte.

Als ich zum ersten Mal den Begriff „Babywasser" gelesen habe, war ich skeptisch. Was soll das sein? Überteuertes Wasser in Plastikflaschen? Wertvolle Alternative zu belastetem Trinkwasser? Ein Marketinggag? Wieso brauchen Neugeborene und Babys angeblich solches Wasser?

Fangen wir mit dem Begriff "Babywasser" an. Dieser ist kein rechtlich geschützter Begriff und unterliegt keiner spezifischen rechtlichen Definition oder Regulierung. Er wird von Herstellern als Marketingbegriff verwendet, um Wasser zu bezeichnen, das angeblich speziell für die Zubereitung von Babynahrung geeignet ist. Ich habe auf drei gekauften Babywasserflaschen nur gesehen, dass der Inhalt natriumarm ist, wenn es sich dabei um abgefülltes und keimfrei gemachtes Trinkwasser handelt.

Ein Skandal?

Meine Recherche bei drei Herstellern von Babywasser hat ergeben, dass es durchaus möglich ist, dass Babywasser nicht als Mineralwasser, sondern als Trinkwasser ausgelobt werden darf. Was bedeutet, dass eine Nährwertdeklaration anstelle der Mineralisation angegeben werden muss. Diese *darf* leider nicht um die Angaben zu Fluorid und Nitrat ergänzt werden. Trickserei ist sogar bei Babywasser möglich. Da unser Trinkwasser für den menschlichen Gebrauch geeignet sein muss, findet keine Abgrenzung zu Neugeborenen und Babys bis 6 Monaten statt, was meiner Meinung nach nicht erlaubt sein dürfte. Würdet ihr Babywasser, welches 55 Cent pro Liter kostet, kaufen, wenn ihr wüsstet, dass es nur Leitungswasser ist und ihr das 6011,11-fache dafür bezahlen müsstet, obwohl ihr weder wisst, woher das Wasser kommt, wann es abgefüllt wurde, wer es wann kontrolliert hat, ob es schadstofffrei, frei von Mikroplastik, Weichmachern, BPA & Co.ist ?

Hier meine Tipps, um gutes von schlechtem Babywasser unterscheiden zu können:

- Wenn keine Abfüllangabe vorhanden ist und der Hersteller keine Informationen bereitstellt, sollten Verbraucher vorsichtig sein. Es ist ratsam, Produkte zu wählen, die klar gekennzeichnet sind und deren Herkunft nachvollziehbar ist.

- Vermeidet Babywasser, welches in Plastik-/ Kunststoffflaschen verkauft wird. Ich selbst habe Babywasser übrigens nur in Plastikflaschen erwerben können.

- Obwohl Babywasser, das für die Zubereitung von Säuglingsnahrung geeignet ist, bestimmte Anforderungen erfüllen muss, gibt es Unterschiede in der Regulierung zwischen Mineralwasser und Tafelwasser. Babywasser muss klar gekennzeichnet sein, und wenn es aus Tafelwasser besteht, können die Anforderungen an die Nährstoffangaben geringer sein.

Hier ein Bildschirmfoto als Beispiel. Den Hersteller nenne ich nicht.

```
Zutaten

Genaue Produktbezeichnung:
Trinkwasser

Zutaten: Wasser
```

Ich habe festgestellt, dass der Gesetzgeber den Herstellern von Babywasser nicht nur legale Schlupflöcher für die Kennzeichnungspflicht (mal sind es Nährwerte und mal Mineralstoffangaben) möglich gemacht hat, sondern auch, dass der Begriff ‚Babywasser' keine klare Unterscheidung zwischen der gefährdeten Gruppe der Neugeborenen und Babys bis." zu 6 Monaten sowie der "weniger" empfindlichen Gruppe der älteren Babys trifft.

1 + 1 = 2

Was ihr bei der Zubereitung von Babynahrung noch beachten müsst.

Bezugnehmend auf den Natriumwert habe ich festgestellt, dass ihr unbedingt sowohl auf die Herstellerangaben in bezug auf das verwendete gekaufte Wasser nehmen, als auch den Natriumgehalt der Prenahrung beachten müsst. Natürlich gilt das auch für den Natriumgehalt eures Leitungswassers.

Wenn man keine Ahnung hat und auch niemanden kennt, der Ahnung hat, dann fragt man heutzutage die KI. Auch ich habe das getan und fühle mich in meinen Vermutungen bestätigt. Auf meine Frage zur Schädlichkeit von Natrium im Premilchpulver habe ich von CHAT GPT folgende Antwort erhalten: Natriumgehalt in Premilchpulver

- Einige Produkte, wie die ** Bio Pre Nahrung weisen einen Natriumgehalt von etwa 22 mg pro 100 ml trinkfertiger Nahrung auf.
- Für Säuglinge wird empfohlen, dass die Natriumaufnahme aus allen Quellen (einschließlich Wasser und Nahrung) niedrig gehalten wird.
- Wenn das verwendete Wasser ebenfalls einen signifikanten Natriumgehalt hat, könnte dies die Gesamtaufnahme erhöhen und potenziell gesundheitliche Risiken für das Baby darstellen. Hier bitte euren Kinderarzt fragen.

Folgendes ist mir auch sehr negativ aufgefallen: Ein Hersteller von Pre Nahrung gibt den Käufern folgende Gebrauchsanweisung:

"Beachte bei der Zubereitung genau die Gebrauchsanweisung". Unsachgemäße Zubereitung und Lagerung können zu gesundheitlichen Beeinträchtigungen durch Wachstum unerwünschter Keime führen. Bereite die Nahrung vor jeder Mahlzeit frisch zu und füttere diese sofort. Verwende Nahrungsreste nicht wieder. Flasche, Sauger und Ring gründlich reinigen. Erwärme Milchnahrungen nicht in der Mikrowelle (Überhitzungsgefahr). 1. Koche frisches Trinkwasser ab und lasse es auf ca. 40 °C abkühlen. Fülle 2/3 des benötigten Wassers (entsprechend der Dosierungstabelle) in die Flasche. 2. Streiche für eine genaue Dosierung des Pulvers den beiliegenden Messlöffel an der Abstreichkante ab. 3. Gib die erforderliche Menge Pulver in die Flasche. 4. Verschließe die Flasche und schüttle sie kräftig. Gieße die restliche Wassermenge dazu und schüttle nochmals kräftig. Öffne die Flasche und befestige den Sauger. 5. " Überprüfe, ob der Flascheninhalt Trinktemperatur hat (etwa 37 °C)."

So weit so gut. Was ich vermisse ist, dass es keinen Hinweis auf einen potentiell erhöhten Natriumgehalt des verwendeten Leitungs- bzw. Mineralwassers gibt. Leider gibt es noch mehr zu beachten, wenn es um die Nahrungszubereitung eures Babys mit dem richtigen Wasser geht.

Die drei "N`s"

Nitrat

Das Limit für Nitrat im Babywasser beträgt höchstens 10 mg/l. Der zulässige Grenzwert für Leitungswasser für Erwachsene liegt bei 50 mg/l. Eine geringe Nitratkonzentration ist deshalb so wichtig, weil Säuglinge in den ersten Monaten ihres Lebens empfindlich auf Nitrat reagieren können. Arzt oder eine Hebamme können euch das bestätigen.

Was aber kann passieren, wenn zu viel Nitrat im Wasser ist?
Methämoglobinämie (Blue Baby Syndrome)
Diese Erkrankung tritt auf, wenn Nitrat im Körper zu Nitrit reduziert wird und das Hämoglobin im Blut oxidiert, was den Sauerstofftransport beeinträchtigt. Säuglinge sind besonders gefährdet, da ihr Verdauungssystem anfälliger für die Reduktion von Nitrat zu Nitrit ist und ihr Hämoglobin empfindlicher reagiert.
Es kann zu u.a. unerwünschten Wirkungen auf die Darmschleimhaut und die Schilddrüse kommen. Bei Säuglingen kann es im schlimmsten Fall zum Tod führen.

Natrium

Im Babywasser dürfen höchstens 20 mg/l Natrium vorhanden sein. Allerdings widersprechen sich hier einige Quellen, da es Behauptungen gibt, dass 10/mg Natrium der Grenzwert sein sollte. Warum aber ist Natrium für euer Baby gefährlich? Ganz einfach, weil die Nieren noch nicht in der Lage sind, Natrium effizient zu verarbeiten und nur sehr wenig davon ausscheiden können. Diese Grenzwerte gelten für die Herstellung von Säuglingsnahrung bis zum Alter von ungefähr 6 Monaten.

Was aber kann passieren, wenn zu viel Natrium im Wasser ist?

Hypernatriämie ist eine Elektrolytstörung, bei der der Natriumspiegel im Blut zu hoch ist. Bei Babys kann dies zu Dehydratation führen, da ihr Körper noch nicht in der Lage ist, überschüssiges Natrium effizient zu regulieren.

Symptome können Lethargie, Reizbarkeit, Muskelkrämpfe, Schwellungen und in schweren Fällen Krampfanfälle oder Koma sein.

Nierenbelastung:
Die Nieren von Säuglingen sind noch nicht vollständig entwickelt und haben eine eingeschränkte Fähigkeit, überschüssiges Natrium auszuscheiden. Ein hoher Natriumgehalt im Trinkwasser kann die Nieren stark belasten und deren Funktion beeinträchtigen.

Nitrit
Nitrit stellt eine ernsthafte Gesundheitsgefahr für Säuglinge dar. Es führt im Körper zur Bildung von Nitrosaminen, die krebserregend wirken. Darüber hinaus beeinträchtigt Nitrit die Fähigkeit des Blutes, Sauerstoff zu transportieren, indem es Hämoglobin in Methemoglobin umwandelt. Diese Störung wird als Methämoglobinämie (siehe Nitrat) bezeichnet und kann zu Sauerstoffmangel und schwerwiegenden gesundheitlichen Problemen führen. Säuglinge sind besonders anfällig für diese Auswirkungen, da ihr Körper noch nicht vollständig entwickelt ist, um solche Stoffe effektiv zu verarbeiten oder auszuscheiden.

Gut zu wissen:

Es gibt Grenzwerte für Nitrit im Trinkwasser:

Laut der Trinkwasserverordnung liegt der **Grenzwert für Nitrit** bei **0,5 mg/l**. Dieser Grenzwert gilt für alle Arten von Trinkwasser, das aus der Leitung kommt, unabhängig davon, ob es von Erwachsenen oder Säuglingen konsumiert wird. Dieser Grenzwert ist darauf ausgelegt, auch für empfindliche Bevölkerungsgruppen wie Säuglinge sicher zu sein.

Wenn man nicht weiß, wer der Abfüller des Wassers ist, kann man auch nicht herausfinden, wer es wann getestet hat. Bei Handelsmarken oder abgefülltem Wasser ohne klare Herkunftsangabe ist es mir nicht gelungen, wichtige Angaben vom Verkäufer zu erhalten. Hier eine Antwort (ohne den Hersteller zu nennen):

"Sehr geehrte Frau Schmitt, danke schön für Ihre Frage nach der Herkunft unseres Babywassers. Ihr Interesse freut uns. Für unsere Eigenmarken-Produkte verpflichten wir sowohl Herstellende bekannter Marken als auch speziell auf Eigenmarken spezialisierte Betriebe. Entscheidend ist für uns, eine definierte Top-Qualität zu besten Preisen einzukaufen. So können wir Ihnen diese Artikel zu einem attraktiven Preis-Leistungs-Verhältnis anbieten. Bitte haben Sie Verständnis, dass wir die einzelnen herstellenden Betriebe nicht bekannt geben."

Uran

Da die EU keinen spezifischen Uran-Grenzwert für Mineralwasser hat, empfehle ich, bevor ihr Babywasser kauft, euch darüber zu informieren, ob und in welchen Zeitabständen es auf Uran getestet wurde. Dieser Wert kann nämlich stark variieren.

Auch wenn Uran im Leitungswasser getestet werden muss, bedenkt man, dass die dort angegebenen Grenzwerte nur für Erwachsene gelten. Bei Anfragen an den Hersteller seid kritisch, denn es ist absolut möglich, dass Babywasser, das als Trinkwasser verkauft wird, aus verschiedenen Quellen, wie z. B. natürlichen Quellen, Brunnen oder öffentlichen Wasserversorgungssystemen stammen kann. Wenn ihr Bedenken bezüglich Uran im Babywasser habt, wendet euch an den Hersteller und achtet darauf, dass er seine Antwort nachprüfbar macht. Wer belastet sich schon gerne selbst?

Radon:

In Deutschland gibt es keine speziellen Kennzeichnungspflichten für Radon in Mineralwasser. Der Grenzwert für radioaktive Belastung in Trink- und Mineralwasser wird durch die Strahlenschutzverordnung geregelt, aber auch hier ist Radon nicht explizit auf den Etiketten zu deklarieren.

Da Babys und Kleinkinder noch wachsen und sich entwickeln, sind sie nämlich besonders anfällig für langfristige gesundheitliche Auswirkungen durch schädliche Substanzen wie Uran und Radon. Die Strahlung kann Zellen schädigen und das Risiko für Krebs erhöhen, insbesondere bei Kindern, deren Zellen sich schnell teilen. Babys und Kleinkinder konsumieren im Verhältnis zu ihrem Körpergewicht mehr Flüssigkeit als Erwachsene, was bedeutet, dass sie bei gleicher Konzentration von Schadstoffen im Wasser eine höhere Dosis aufnehmen.

Da "Babywasser" kein rechtlich geschützter Begriff ist, gibt es keine explizite Rechtsvorschrift, die dieses Produkt regelt. Ihr solltet daher die Etiketten sorgfältig lesen und bei Unklarheiten euch die Mühe machen, beim Hersteller mal schriftlich anzufragen.

Doch was tun, um sicher zu sein?

Spezielle Wasserfilter können helfen, Uran und Radon - falls nötig - aus dem Trinkwasser zu entfernen. Achtet darauf, dass der Filter für die Entfernung von radioaktiven Stoffen zertifiziert ist.

Ich empfehle hier, sich die Tabelle über Uran in Mineralwässern von foodwatch anzuschauen. (siehe: www.as-wasserberatung.de/Quellennachweis)

Wenn ihr den Urangehalt in eurem Leitungswasser wissen wollt, dann müsst ihr bei eurem Wasserversorger nachfragen oder eure Trinkwasseranalyse lesen.

Fluoride
Es ist ratsam, Mineralwasser und Leitungswasser mit niedrigem Fluoridgehalt am besten unter 0,1 mg/L für die Zubereitung von Säuglingsnahrung zu wählen. Da die EU

keinen spezifischen Fluorid-Grenzwert für Mineralwasser hat, führt kein Weg daran vorbei, den Hersteller zu fragen oder auf der Etikettierung nachzuschauen.

Was aber kann bei zu viel Fluorid im Wasser passieren? Säuglinge und Kleinkinder haben einen geringeren Bedarf an Fluorid und sind empfindlicher gegenüber dessen toxischen Wirkungen. Ein zu hoher Fluoridgehalt kann zu Dentalfluorose führen, die die Entwicklung des Zahnschmelzes beeinträchtigt. Weiterhin ist unbedingt darauf zu achten, dass Säuglinge, die mit angereicherter Babynahrung gefüttert werden, Fluorid nicht nur aus dem Trinkwasser, sondern auch aus der Nahrung selbst aufnehmen können. Ich erinnere mich noch, dass ich für Nadia Fluoridtabletten vom Zahnarzt verordnet bekam. Ich habe es damals nicht hinterfragt. Bitte denkt daran, den Gesamtfluoridgehalt zu überwachen und zu minimieren.

Hier mal ein Beispiel, welches mir negativ ausgefallen ist.

Nährwerte

Durchschnittliche Nährwertangaben   pro 1 l

Natrium	16,5 mg
Calcium	103 mg
Magnesium	23 mg
Fluorid	0,08 mg

Der Natriumwert liegt im Grenzbereich unter 20 mg/l, hat aber kaum noch Spielraum für zusätzliche Natriumzufuhr. Der Fluoridgehalt ist um das 8-fache überschritten. Die Nitratwertangabe fehlt.

Mikroplastik und Weichmacher

Keine Ahnung warum, aber Babywasser wird oft in Plastikflaschen angeboten. Babywasser kann und muss auch nicht auf Mikroplastik und Weichmacher untersucht werden. Es ist zwar bekannt, dass Plastikflaschen selbst eine Quelle von Mikroplastik und Weichmacher sein können. Möglich ist aber leider auch, dass durch Produktion, Abfüllung und Lagerung kleine Partikel aus der Kunststoffverpackung ins Wasser übergehen können. Zu Auswirkungen von Mikroplastik und Weichmacher auf die Entwicklung eures Babys gibt es aktuell noch keine aussagekräftigen Forschungsergebnisse.

Leider ist die Verschmutzung von Quellen und Reservoirs eine weitere Möglichkeit, dass Plastikpartikel aus der Umwelt in das Wasser gelangen können, bevor es abgefüllt wird.

Gut zu wissen: Mikroplastik kann sich eher aus dünnen und leicht verformbaren Plastikflaschen lösen, insbesondere wenn sie stark beansprucht werden, z. B. durch physische Verformung, UV-Strahlung oder hohe Temperaturen. Solche Flaschen bestehen oft aus Polyethylenterephthalat (PET), das bei Kontakt mit heißen Flüssigkeiten oder durch wiederholte mechanische Belastung kleine Plastikpartikel freisetzen kann. Diese Faktoren begünstigen die Freisetzung von Mikroplastik ins Trinkwasser.

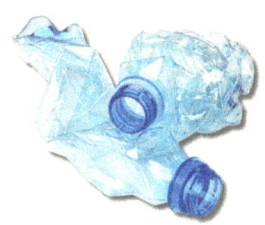

Endokrine Disruptoren

Schon mal was von endokrinen Disruptoren gehört oder gelesen? Nein? Es handelt sich dabei um Chemikalien, die das Hormonsystem beeinträchtigen können. Sie kommen in vielen Alltagsprodukten vor, einschließlich Plastikflaschen und anderen Behältern, die für Babywasser verwendet werden könnten. Die Besorgnis über diese Stoffe in Säuglingsanfangsnahrung rührt von der potenziellen Gefahr her, dass sie hormonelle Ungleichgewichte verursachen oder die Entwicklung von Säuglingen beeinträchtigen können.

Das solltet ihr wissen:
Viele Plastikflaschen enthalten Chemikalien wie Bisphenol A (BPA) oder Phthalate, die als endokrine Disruptoren wirken können. Diese Stoffe können aus dem Kunststoff in das Wasser übergehen, insbesondere wenn die Flaschen erhitzt oder lange gelagert werden.

Endokrine Disruptoren können bei Säuglingen die hormonelle Entwicklung und das Immunsystem beeinträchtigen. Es gibt Hinweise darauf, dass sie das Risiko für bestimmte Gesundheitsprobleme wie hormonabhängige Krankheiten oder Entwicklungsstörungen erhöhen können. (siehe: www.as-wasserberatung.de/Quellennachweis).

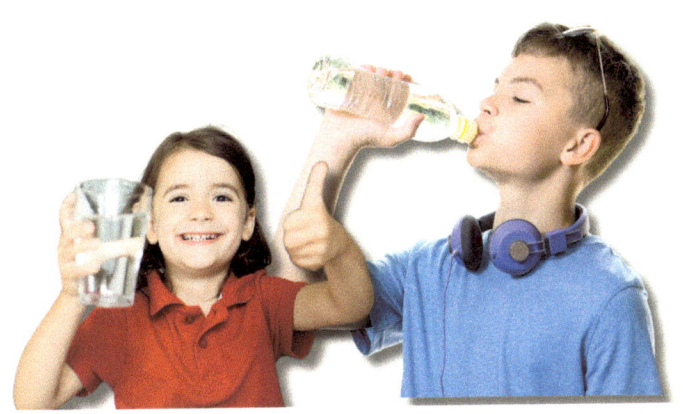

Wasser für Kinder und Jugendliche

Warum es nie zu spät ist, anzufangen.

Dass Wasser für mein Kind wichtig war, habe ich erst begriffen, als Nadia 11 Jahre alt war. Mein Versuch, ein Destilliergerät zu nutzen, um unser Wasser zu filtern, schlug fehl, da es einfach zu lange dauerte, um Wasser zu destillieren, viel Strom verbraucht wurde und das Gerät viel zu laut war. Außerdem wusste ich nie, wann ich den Filter wechseln musste.

Erst als sie das Gymnasium besuchte, sorgte ich dafür, dass sie immer am Wochenanfang eine Kiste Wasser in ihrem Spind hatte. Das ging aber nur, weil sie einen Spind hatte, was auf die allermeisten Schulkinder leider nicht zutrifft. Über Wasserqualität wusste ich damals leider noch nichts. Auch wenn mein Wissen und meine Unterstützung noch suboptimal waren, hat sie sich sehr gut entwickelt. Ich erwähne das nur an dieser Stelle, weil ich trotz meiner vielen Warnungen einen entspannten Umgang mit Wasser empfehlen möchte.

Wenn es heute immer noch der Fall ist, dass es in den meisten Schulen keine leicht zugängliche Möglichkeit gibt, Wasser abfüllen zu können und die Kinder schon genug zu schleppen haben, kann man verstehen, dass am Getränk oft gespart wird.

Es steht außer Frage, dass eine ausreichende Wasseraufnahme das Gedächtnis, die Konzentration und das allgemeine Lernverhalten verbessert. Bereits leichter Wassermangel kann zu Müdigkeit, Unaufmerksamkeit und verminderter kognitiver Leistung führen. Deshalb solltet ihr euch an der Schule eures Kindes informieren, wie es um die Bereitstellung von kostenlosem Trinkwasser bestellt ist. In meiner Schulzeit, und ich befürchte, dass sich daran nicht viel geändert hat, mussten wir in der Pause oft am Kiosk anstehen, um etwas zu trinken, und für Wasser habe ich mich damals nie entschieden.

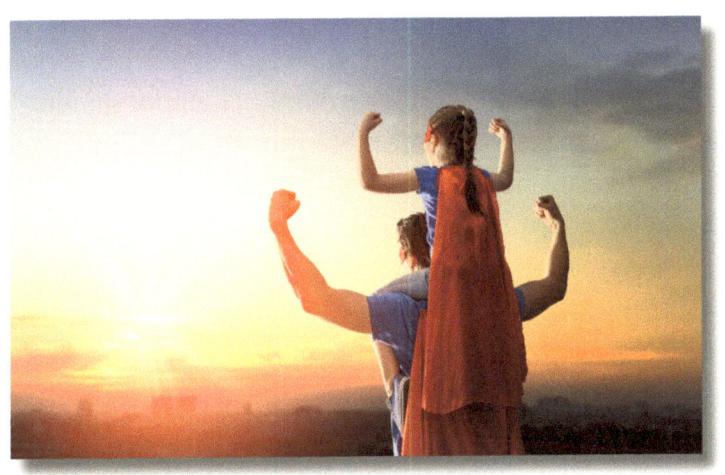

Praktische Tipps für zuhause

Nutzt eure Vorbildfunktion

Tipp 1 „Das Auge trinkt mit"
Wasser sollte immer frisch zubereitet werden, zum Beispiel in einer schönen Karaffe mit frischen Früchten, Kräutern, Beeren oder Minze. Das sieht nicht nur gut aus, sondern peppt den Geschmack auch auf.

Tipp 2 „Trinkpausen ritualisieren"
Je jünger eure Kinder sind, desto eher müsst ihr sie vielleicht zum Trinken animieren, weil das Spielen und Herumtoben

spannender ist. Da es ausreicht, nur ein bisschen zu trinken und dafür öfter, geht es auch schneller. Hierfür eignen sich auch lustige und kindgerechte vielleicht sogar personalisierte Trinkgefäße. Ich habe für meine Nachbarskinder extra Zauberwassertassen mit ihren Namen designt und freue mich jedes Mal, wenn sie kommen, um bei mir aus ihrer Tasse zu trinken.

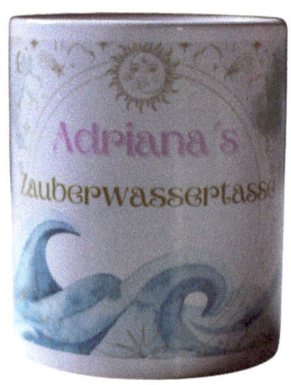

Tipp 3

Ob Wasser vor oder zu den Mahlzeiten getrunken werden sollte, lässt sich nicht konkret beantworten. Während die einen sagen, dass Wasser zu den Mahlzeiten die Verdauungssäfte verdünnt, schwören die anderen darauf, dass Wasser kurz vor und während des Essens schneller zu einem Sättigungsgefühl führt. Wieder andere behaupten, dass in der Nahrung oft bereits genug Flüssigkeit für eine gute Verdauung enthalten ist. Letztlich bleibt es jedem selbst überlassen.

Tipp 4

Wichtig ist natürlich eine häufigere Wasseraufnahme bei sportlichen Aktivitäten und bei höheren Außentemperaturen.

Nehmt am besten Edelstahlbehälter. Darin bleibt das Wasser geschützt, es geht nichts kaputt und der Mikroplastikanteil fällt weg, und diese sind wiederverwendbar.

Tipp 5
Gerade in jungen Jahren lernt euer Nachwuchs durch Nachahmung. Wenn ihr selbst ausreichend Wasser trinkt und auch erklärt, wie wichtig Wasser für Gesundheit, Wohlbefinden sowie geistige und körperliche Entwicklung ist, dann ist das schon die halbe Miete.

Tipp 6
Macht das Ei-Experiment:
Legt ein rohes Ei über Nacht in ein Glas mit Essig. Am nächsten Tag wird die Eierschale aufgeweicht und löchrig sein. Erklärt dann: Die Eierschale ist wie unser Zahnschmelz, und der Essig ist wie der Zucker. Siehst du, wie der Zucker die Schale kaputt macht? So passiert es auch mit unseren Zähnen, wenn wir zu viel Zucker essen. Da du dir die Zähne meistens putzt, dauert es viel länger, bis du ein Loch im Zahn hast. Deswegen kannst du nicht so schnell sehen, wie sehr Zucker deinen Zähnen schadet.

Tipp 7
Toll ist es auch, wenn ihr das Trinken von Wasser zu einem täglichen Ritual macht, zum Beispiel beim Aufstehen und vor dem Zubettgehen.

Tipp 8

Vergesst nicht die gründliche Reinigung von wiederverwendbaren Wasserflaschen, um die Ansammlung von Keimen zu vermeiden.

Tipp 9

Schaut gemeinsam mit den Kindern Filme und Serien an und sensibilisiert sie auf die unbewusste Programmierung von Alkohol, Kaffee und Süßgetränken.

Tipp 10

Um die Neugier der Kinder zu wecken, empfehle ich leicht durchzuführende Tests mit Trinkwasser, an denen man einen Unterschied in Geschmack und Optik sichtbar machen kann. (siehe mein Teetest)

Tipp 11

Viele Kinder mögen lieber Wasser mit Kohlensäure. Bevor sie also zu wenig oder gar kein stilles Wasser trinken, empfehle ich ein bisschen in die Trickkiste zu greifen. Siehe Tipp 1 oder Wassermelonen- oder Gurkenwasser anzubieten.
Dazu Wasser mit pürierter Wassermelone oder Gurke mischen. Das Ergebnis ist ein erfrischendes Getränk mit einem leichten Geschmack, das Kinder eher mögen. Gerne auch Gurken oder Meloneneiswürfel ins stille Wasser geben. Die Frage ob stilles Wasser oder Wasser mit Kohlensäure besser ist, beantworte ich so:
Wasser nach dem Vorbild der Natur ist meistens ohne Kohlensäure. (Bachwasser, Regenwasser, Flusswasser)

Tipp 12

Ihr könnt nicht früh genug damit anfangen, euren Kindern die Wichtigkeit von Wasser, genauer gesagt der Bedeutung von Hydration in ihren Körpern zu erklären. Das kann man spielerisch vermitteln, z.b. Lasst euer Kind zwei Pflanzen gießen – eine mit Leitungswasser und eine mit Regenwasser. Beobachtet zusammen, welche Pflanze besser wächst. Wenn euer Kind Gefallen an diesem Spiel findet, könnt ihr ja auch Pflanzenkeime in die Erde eintopfen und jeden Keim unterschiedlich gießen. Also einen mit Limo, den anderen mit Tee, den dritten mit Mineral- oder Leitungswasser.

Tipp 13

Wieso lieber Wasser statt Säfte, Limos oder Tee?

Auch wenn diese Frage leicht zu beantworten ist, so wird trotz aller elterlichen Bemühungen irgendwann das eigene Kind zum ersten Mal einen Saft oder eine Limonade trinken, und spätestens dann sinkt Wasser sehr oft in der Beliebtheit. Das ist einfach so.

Tipp 14

Diese ultimative Wasser-Challenge für Kinder und Jugendliche habe ich mir ausgedacht. Wenn euer Schulkind nicht glaubt, wie sinnvoll ausreichendes Wassertrinken während der Schule ist, kannst du es vielleicht für folgende Aufgabe begeistern: die erste Woche in der Schule gar nichts trinken, die zweite Woche Leitungswasser, die dritte Woche Mineralwasser mit Kohlensäure, wenn es sowieso das ist, was dein Kind am liebsten trinkt und die vierte Woche ungesättigtes stilles Wasser. Ihr könnt dann ein Ergebnisprotokoll erstellen, in welchem euer Kind seine

Beobachtungen einträgt z.b. wie viel hat es getrunken, wie oft musste es auf die Toilette, wie hat sein Körper reagiert, z.b. weniger Konzentrationsstörungen, mehr Energie? Am Ende könnt ihr über die Ergebnisse (die mich auch sehr interessieren) sprechen.

Tipp 15
Integriert Wasser besser in euren Alltag, indem es überall verfügbar ist. Stellt sicher, dass immer eine Flasche Wasser griffbereit ist, sei es im Auto, in der Schultasche oder am Spielplatz. Baut es in die Routine ein. Mache das Trinken von Wasser zu einem festen Bestandteil von Aktivitäten, wie z.b. beim Lernen, Fernsehen oder nach dem Sport.

Auch wenn ich die Wichtigkeit von reinem, regelmäßigem und ausreichendem täglichen Wasserkonsum hervorhebe, lasst die Kirche ruhig im Dorf. Wenn ihr es nicht in der Hand habt, zum Beispiel in einer Gaststätte oder bei einer Geburtstagsfeier, spricht nichts gegen Säfte, Limonade und Co. – natürlich am besten als Schorle. Je älter und selbstbestimmter die Kids werden, desto wahrscheinlicher ist es leider, dass sie dem Gruppenzwang erlegen und eher suboptimale Getränke bevorzugen. Diese Getränke zu verteufeln wird in den seltensten Fällen von Erfolg gekrönt sein. Wenn ihr aber gute Vorbilder wart, ist die Chance hoch, dass eure Kinder vielleicht sogar zu Wasserbotschaftern werden.

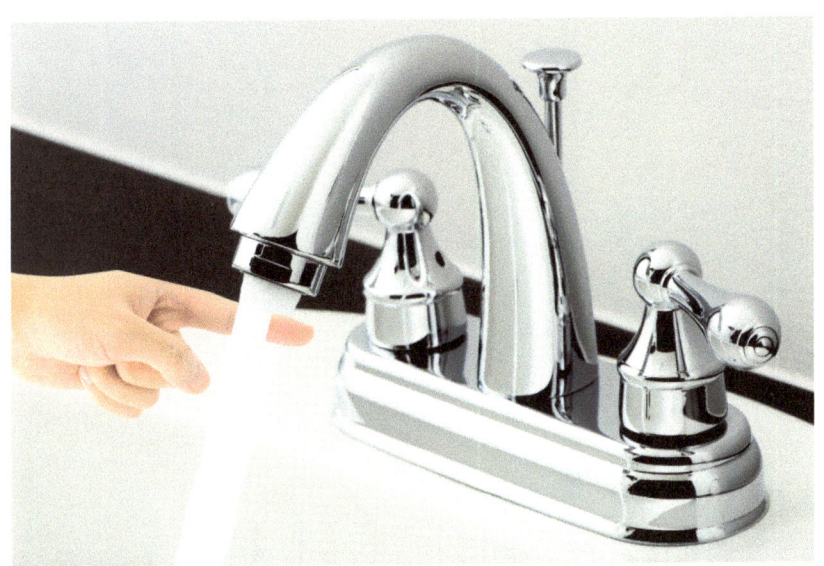

Einfache Tests für zuhause

Zeigt, wie spannend Wasser ist.

Der Stagnationswassertest
Um festzustellen, ab wann frisches Wasser aus der Leitung kommt, können die Kinder einfach einen Finger unter das fließende Wasser halten. Wenn das Wasser kühler wird, ist es frisch. So kann jeder selbst spüren, ab wann das Wasser getrunken werden kann.

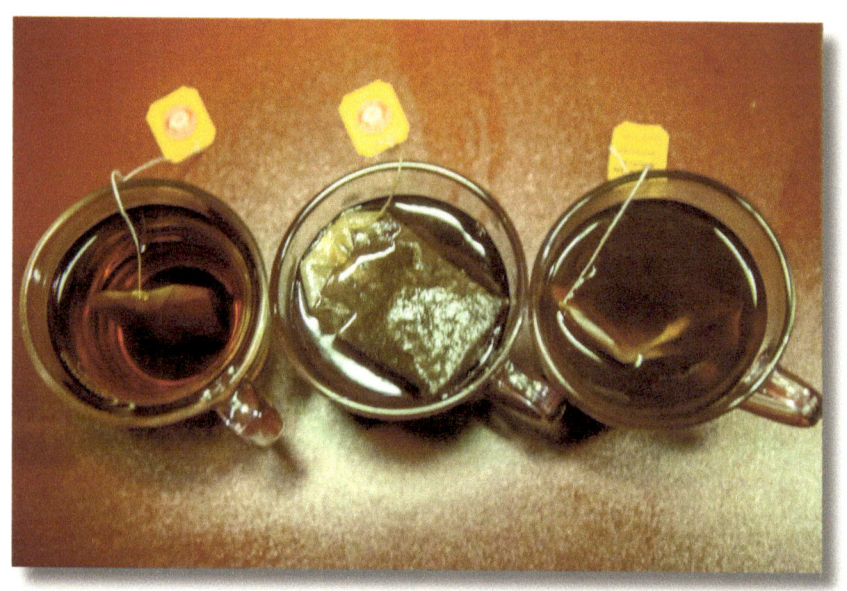

Der Teetest

Verwendet verschiedene stille und ungesättigte Mineralwässer, darunter entweder Plose, Black Forest oder Lauretana, da diesen einen geringen Mikrosiemenswert haben sowie ein stilles Mineralwasser aus dem Supermarkt. Wahlweise könnt ihr auch etwas Salz in euer Leitungswasser geben. Erhitzt von allen Wässern und natürlich auch von eurem Leitungswasser jeweils ein Glas Wasser, gebt einen Beutel schwarzen Tees hinein und stellt die Gläser nebeneinander. Ihr werdet bald feststellen, dass die Wässer unterschiedlich aussehen und die Teebeutel mal tiefer eintauchen und mal gar nicht. Probiert die Tees und macht einen Geschmackstest. Überlegt, warum der Teebeutel unterschiedlich tief eintaucht und warum die Wässer unterschiedlich aussehen und schmecken.

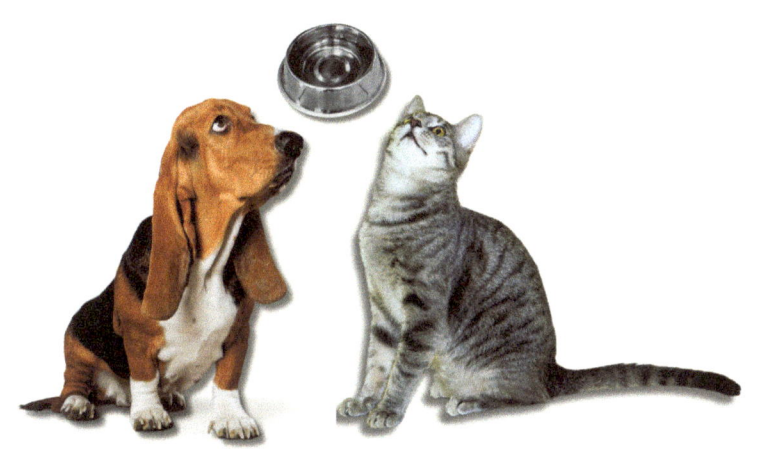

Der Tiertest

Habt ihr ein Haustier, dann gebt ihm wie gewohnt euer Leitungswasser sowie ein ungesättigtes Wasser der Marken Plose, Lauretana oder Black Forest und beobachtet, welches Wasser es bevorzugt. Tiere können oft feine Unterschiede in der Wasserqualität erkennen und nur, weil sie das Leitungswasser trinken, bedeutet das nicht unbedingt, dass es ihnen schmeckt. Es hat einfach nicht die Wahl.

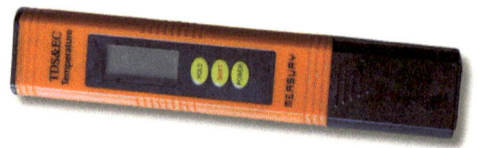

Der Mikrosiemenstest *(Sättigungstest)*

Dieser Test war und ist für mich immer wieder spannend. Ein solches Testgerät kostet nicht viel, (ca. 25€) und die Kinder können so selbst messen, wie hoch die Sättigung mit Mineralstoffen und anderen leitfähigen Stoffen, die auch Schadstoffe sein können, ist. Achtet darauf, dass ihr entweder immer mit tds oder mit ppm messt. Diese Geräte können beides.

Der Mikrosiemens-Test ist eine schnelle Methode, um einen groben Überblick über die Wasserqualität zu bekommen, aber er liefert keine detaillierten Informationen über die Art der gelösten Stoffe. (z.B. Nitrat, Phosphat oder Schwermetalle) Übrigens kann damit auch die Stromleitfähigkeit getestet werden. Badet ihr in einem Wasser mit 0 Mikrosiemens kann euch auch ein laufender Föhn darin nicht töten ;-)

Deshalb ist dieser Test nicht dazu geeignet, um die Reinheit oder Belastung des Wassers zu beurteilen. Meine Meinung: Mein gefiltertes Wasser hat zu wenig Mikrosiemens,weshalb ich immer ganz wenig Himmalayasalz dazu gebe. Hier ist aber nichts in Stein gemeißelt. Meinen Mineralstoffbedarf decke ich mit meiner Nahrung.

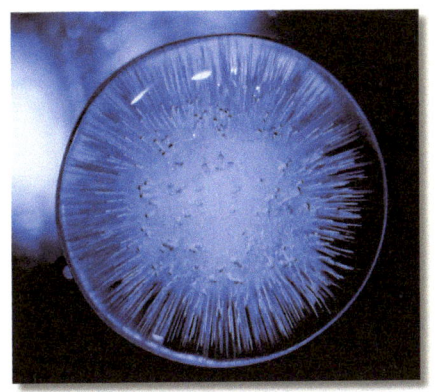

Der Strukturtest
Unterschiede im Wasser lassen sich sehr gut erkennen, wenn
man es einfriert. Nehmt hierfür z.B. Plose, Lauretana oder
Black Forest und rührt es entweder mit einem Mixer oder
einem Löffel um. Füllt euer Leitungswasser einmal ohne
Mixer und einmal mit Mixer (den dort entstehen ebenfalls
Wirbel, die gut für euer Wasser sind) in ein Glas und friert
beides ein. Nachdem alles nach ein paar Stunden gefroren
ist, nehmt es heraus und lasst euch vom Unterschied
überraschen. Welches Wasser gefällt euch am besten? Das
Verwirbeln von Wasser ist der Natur nachempfunden. Es
zerkleinert die Wassercluster und zeigt am besten bei wenig
gesättigtem Wasser eine schöne Struktur. Auf dem obigen
Fotos seht ihr Wasser, welches ich aus einem Bach
entnommen und eingefroren habe. Es wurde mit
Bildbearbeitung so eingefärbt. Ein Beweis für die Qualität ist
das leider nicht.

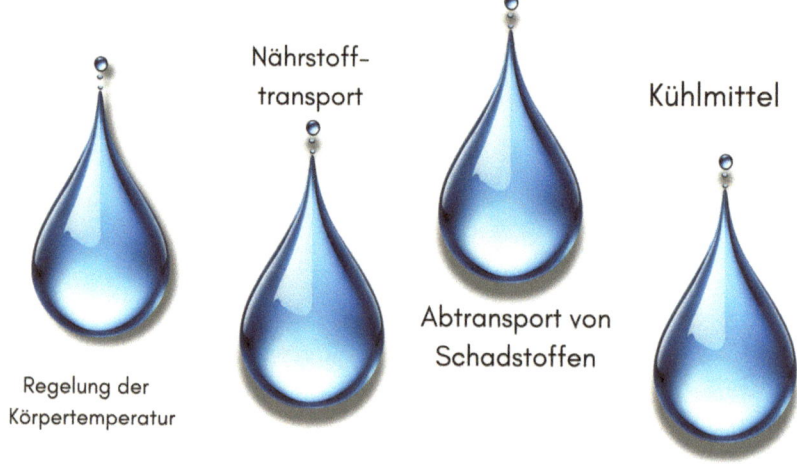

Nährstoff-
transport

Kühlmittel

Regelung der
Körpertemperatur

Abtransport von
Schadstoffen

Die Aufgaben von Wasser

Wer kennt sie?

Ich geb's zu. Ich kannte diese Aufgaben bis 2018 nicht. Da sie wichtig für das Verständnis einer ausreichenden und qualitativ hochwertigen sowie schadstofffreien Wasseraufnahme sind, erkläre ich sie hier kurz.

Mit dem Beginn der Beikost ab 6 Monaten benötigen Babys zusätzliches Wasser, da sie nicht mehr ausschließlich durch Muttermilch oder Säuglingsnahrung hydriert werden. Wasser ist wichtig für den Kreislauf, den Stoffwechsel und die

Temperaturregulierung des Körpers. Ein Mangel an Wasser kann zu Dehydration führen, was besonders bei kleinen Kindern schwerwiegende Folgen wie Müdigkeit, Verstopfung und Kreislaufprobleme haben kann.

Weiterhin unterstützt Wasser die Aufnahme wichtiger Nährstoffe, die für das Wachstum von Knochen und Muskeln notwendig sind. Eine unzureichende Wasseraufnahme kann die Nährstoffversorgung beeinträchtigen und das körperliche Wachstum verlangsamen.

Ganz wichtig ist die ausreichende Wasseraufnahme für Konzentration und Leistungsfähigkeit: Kinder, die nicht ausreichend mit Wasser versorgt werden, zeigen oft eine verminderte Konzentrations- und geistige Leistungsfähigkeit. Bereits geringe Dehydration kann zu Kopfschmerzen, Gereiztheit und Aufmerksamkeitsdefiziten führen, was sich negativ auf das Lernverhalten auswirkt. Hat ADS vielleicht etwas damit zu tun?

In meinem Kapitel: Die Schule - Hat sie etwas dazugelernt? gehe ich auch auf diese Problematik ein. Ich habe die starke Befürchtung, dass sich hier seit meiner Schulzeit nichts geändert hat. Obwohl bekannt ist, dass anhaltender Wassermangel das Gedächtnis, die Problemlösungsfähigkeit und das allgemeine Lernvermögen beeinträchtigen kann, wird diesem Thema in Schulen offenbar kaum Aufmerksamkeit geschenkt.

Also, auf mich traf das damals zu, was ich aber dem langweiligen Unterricht und den vielen Unterrichtsstunden zugeschrieben habe.

Kurzgefasst kann man sagen: Zu wenig Wasser behindert die volle Entfaltung des geistigen Potenzials von Kindern.

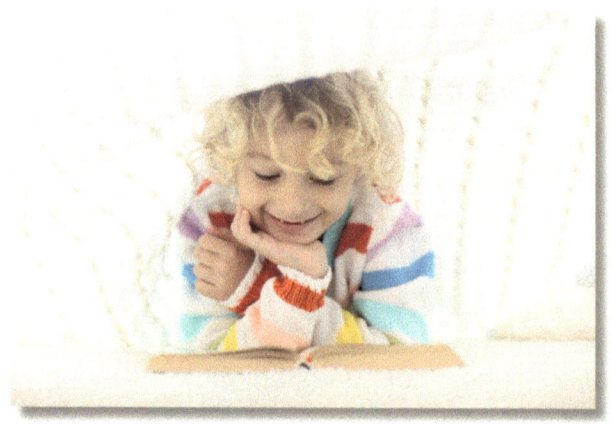

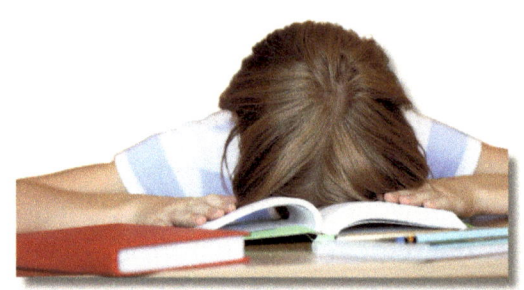

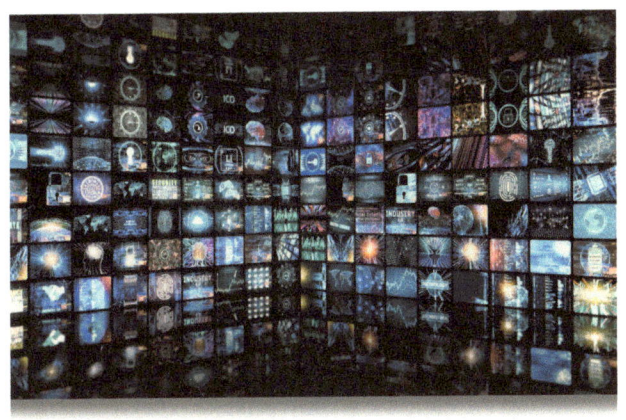

Die Rolle der Medien

Unbewusste Manipulation verstehen.

Dieses Kapitel ist nicht gerade umfangreich, aber dennoch sehr wichtig. Warum? Weil auch hier die Weichen für unsere Einstellung zum Trinkwasser gestellt werden. Warum? Kann ich nur vermuten.

Einer der möglichen Gründe: Wasser ist nicht sexy. Stellt euch doch mal einen coolen Polizisten oder Verbrecher vor, der vor einem Einsatz oder Raub ein Glas Wasser zu sich nimmt. Oder folgende Szene: Gruppenbesprechung im Dezernat, und alle trinken Wasser. Könnt ihr euch James Bond an der Bar vorstellen, wie er Wasser ohne Kohlensäure bestellt, anstatt Martini „geschüttelt, nicht gerührt"? Einen habe ich noch: Ein Western im Saloon. Der Cowboy kommt rein und was bestellt er? Wasser. Hier habe ich einen schönen KI-Clip erstellt. (siehe unter Quellennachweis)

Trinkwasser im Kino

Männer und Frauen in Filmen trinken meistens Kaffee, Alkohol, selten Tee oder auch gar nichts. Wasser hingegen kommt noch seltener vor. Es ist schon erfreulich, wenn du einmal registrierst, wie perfide diese Beeinflussung abläuft. Achte bitte auch darauf, wie stark schon Kinder diesen subtilen Einflüssen ausgesetzt sind. Selbst bei Kinofilmen ab 6 Jahren beginnt die Konditionierung dahingehend, dass man als Erwachsener Alkohol konsumiert.

Wasser in Kindersendungen

Diesen Punkt finde ich besonders bedenklich. Es ist zwar schon eine Weile her, dass ich mit meiner Tochter Kindersendungen gesehen habe oder selbst ein Kind war. Überlege mal: Keiner der Kinderhelden ist ein Vorbild für einen guten und ausreichenden täglichen Wasserkonsum. Hier könnte man die Kinder schon früh dazu animieren, ausreichend Wasser zu trinken. Doch das passiert nicht. Welch wundervolle Wirkung könnte es haben, wenn Benjamin Blümchen, bevor er etwas unternimmt, erstmal ganz viel Wasser trinkt, oder wenn Bibi und Tina die Kinder dazu anhalten würden, genug Wasser zu trinken. (Anm.: sie haben es einmal mit Kräutertee getan.)

Trinkwasserkonsum in Fernsehspielfilmen

Siehe Kino. Hier allerdings lege ich meinen Fokus auf die Zuschauer. Was konsumieren diese sehr oft? Cola, Limo, Bier etc. oder könnt ihr euch einen spannenden Fernsehabend mit stillem Wasser vorstellen?

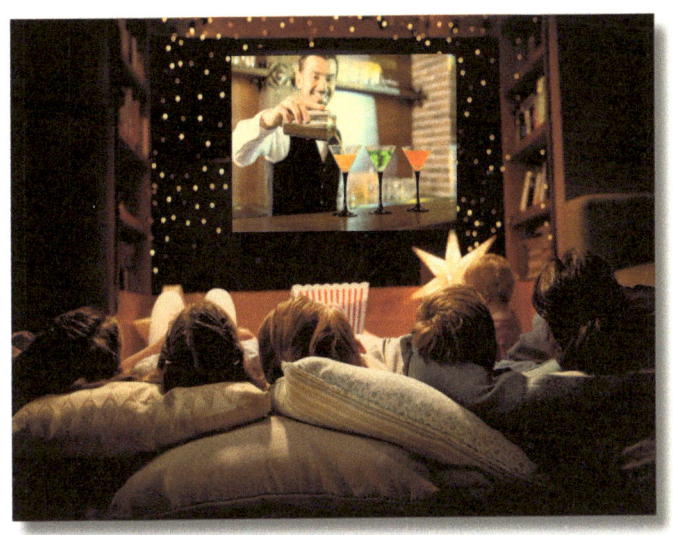

Unsere Verhaltensweisen werden auch auf diese Weise ebenfalls unbewusst von unseren Kindern übernommen.

Mineralwasser in der Werbung

Generell ist Wasser immer die bessere Alternative zu Säften, Limos, Cola und Co. Die Werbung für Mineralwasser betont oft, wie wichtig die enthaltenen Mineralstoffe sind, die der Körper nicht selbst herstellen kann. Auch wenn diese Darstellung nicht ganz korrekt ist, unterstütze ich am liebsten diese Art von Werbung für Mineralwasser.Ich hoffe, ich erreiche mit diesen Hinweisen eine Sensibilisierung für dieses Thema.

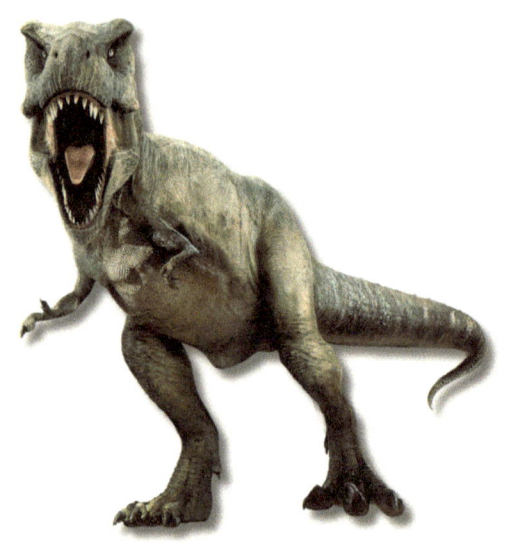

Verbraucherzentrale & Co.

Saurier in punkto Babywasserwissen

Ich habe folgende Frage gegoogelt und eine Antwort erhalten, die nicht mit aktuellem Wissen übereinstimmt und meine Glaubwürdigkeit in diese Institution zu diesem Thema komplett zerstört:

Meine Frage: „Ich nutze Babynahrung für mein Neugeborenes. "Worauf muss ich bei der Trinkwasserzubereitung achten?" wurde wie folgt beantwortet.

Die erste Antwort von Google verweist auf die Seite der *Verbraucherzentrale* mit dem Artiteltitel: „Eignet sich Leitungswasser für Babys?"

Darin wird völlig veraltetes, zum Teil zwar korrektes aber leider auch absolut lückenhaftes Wissen zum Besten gegeben:
„Für die Zubereitung von Babynahrung ist Leitungswasser grundsätzlich gut geeignet. "Sind die Kupferrohre im Haus jedoch neuer als sechs Monate, so ist Vorsicht geboten!"

Wer mein Buch zuende gelesen hat, wird verstehen, wieso ich für diese Institution, nur auf den Begriff Babywasser bezogen, den leicht übertriebenen Vergleich zum "Saurier" verwendet habe. Wieso die Verbraucherzentrale auf Platz 1 im Google Ranking zu diesem Thema zum Zeitpunkt meiner Suche auftauchte, erschließt sich mir nicht.

Aber auch der *Öko-Test* bietet uns immer wieder dieselben Testergebnisse an, wenn es um Qualitätsunterschiede von Leitungs- und Mineralwasser geht und ignoriert dabei (mit Absicht?) die Tatsache, dass es Stagnationswasser, Bleileitungen, Asselkot, Parasiten, Rost, Schwermetalle, Hormonrückstände, Pestizide etc. in nicht getesteten Privathaushalten gibt, da die Trinkwasseranalyse ja offiziell nur bis zum Hauswasseranschluss geht. Gerade dort wird weder getestet noch gewusst, wie alt die Trinkwasserleitungen sind und welche Auswirkungen deren Zustand auf unser nicht durch den Wasserversorger kontrolliertes Trinkwasser haben wird.

Ich habe festgestellt, dass die Stiftung Warentest veraltetes Wissen nicht aktualisiert. Das führt dazu, dass Falschinformationen immer noch als Wahrheit gelesen und damit auch geglaubt werden. Konkret beziehe ich mich auf einen Artikel aus dem Jahr 2021, in welchem genau der Punkt des Hauswasseranschlusses thematisiert wird. Es ist ein guter Artikel, bis auf die Behauptung, dass unser Leitungswasser das am besten kontrollierte Lebensmittel ist. Auch wenn zwei Gerichte mittlerweile entschieden haben, dass man das nicht mehr behaupten darf, ist das immer noch zu lesen und trägt so zur kompletten Verwirrung bei. (siehe: www.as-wasserberatung.de/Quellennachweis)

Von folgenden Aussagen habe ich mich daher schweren Herzens verabschieden müssen:

- Wasser ist das am strengsten kontrollierte Lebensmittel.
- Die Klärwerke filtern alles raus.
- Ich kann der Trinkwasserverordnung vertrauen.

Auf folgende Fragen habe ich bis heute keine Antwort gefunden:

Was passiert, wenn die Kontrolle
- zu selten stattfindet?
- ein Ergebnis liefert und auch Abkochen und Chloren nichts hilft ?
- nichts nutzt, weil nicht gefunden werden kann, was nicht gesucht wird?

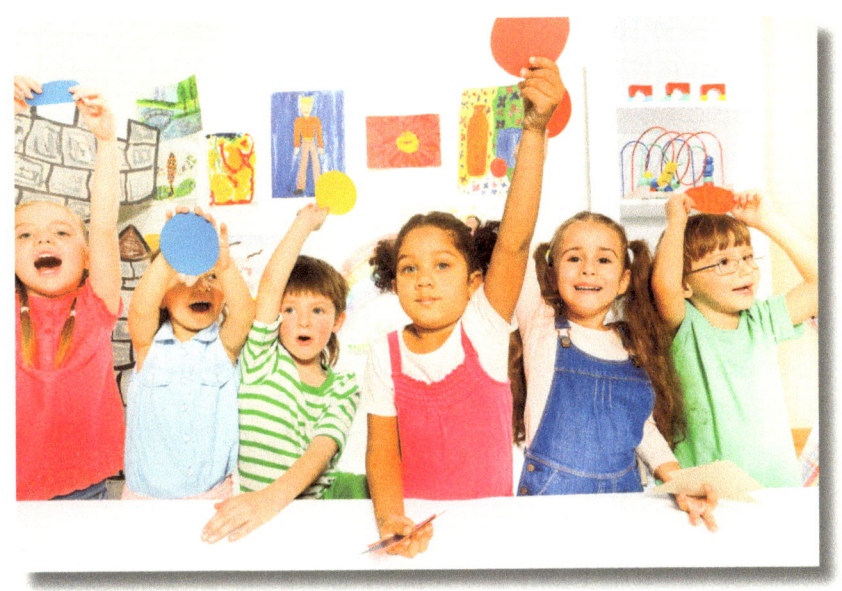

Kindergarten/Hort

Bist du nur, was du isst?

Soweit ich weiß, ist das Thema zuckerfreie und gesunde Ernährung schon lange ein wichtiges Thema in Kindergärten und Horten. Aber wie sieht es aktuell mit der Trinkwasserversorgung aus? Das weiß ich nicht. Dennoch möchte ich dieses Thema hier aufgreifen, um zu erfahren, wie bzw. ob die Betreiber eine ausreichende, kostenlose und gute Trinkwasserbereitstellung garantieren. Wisst ihr als Eltern, wie alt die Leitungen dieser Einrichtungen und aus welchem Material sie sind? Gibt es beispielsweise nur mit Leitungswasser zubereiteten Tee oder Mineralwasser in

Kisten? Müssen die Kinder ihr Wasser selbst mitbringen? Spielt es eine Rolle, ob die Kinder während ihres Aufenthalts ausreichend trinken? Wisst ihr, ob die Verantwortlichen regelmäßig die Leitungen durchspülen, ob nach dem Wochenende oder nach den Ferien, das Wasser lange genug laufen gelassen wird, um wieder Frischwasser den Kindern zur Verfügung stellen zu können?

Wie sieht es in eurem Kindergarten aus? Eine befreundete Erzieherin hat gemischte Gefühle zum Thema Trinken bei Kleinkindern.

Sie sieht die gesundheitlichen Vorteile, wie:

- die notwendige Flüssigkeitsaufnahme für Gesundheit und Wohlbefinden und Wachstum
- den Einfluss auf die Zahngesundheit,
- eine bessere Konzentration, Leistungsfähigkeit und Gedächtnisleistung,
- ein erhöhtes Energieniveau beim Spielen und Lernen,
- den Sinn in der Förderung gesunder Trinkgewohnheiten.

aber auch gesundheitlichen Nachteile, wie:

- Regelmäßige Erinnerungen, spielende und tobende Kinder zum Trinken anzuhalten, sind häufig nicht von Erfolg gekrönt.
- Trotz aller Bemühungen gibt es genügend Kinder, die süße Getränke bevorzugen. Dies kann zu Schwierigkeiten bei der Umstellung von zuckerhaltigen Getränken auf Wasser führen. Einige Kinder könnten lieber gar nichts trinken oder auf süße Getränke von zu Hause zurückgreifen.

- dass jüngere Kinder noch nicht selbständig beim Toilettengang sind und Hilfe von Erziehern benötigen. Gerade in den Wintermonaten nimmt das An- und Ausziehen der Winterkleidung vor dem Toilettengang mehr Zeit in Anspruch als in wärmeren Monaten. Der Hinweis, dass jeder vor einer Aktivität bitte nochmal auf die Toilette gehen soll, ist gerade vor längeren Ausflügen nicht immer umsetzbar.
- Hygieneschulung und Hygieneplan sind zwar existent, aber auch sehr umfangreich und meiner Meinung nach nicht zuverlässig umsetzbar, gerade wenn Personalmangel herrscht.

Stimmen meine Vermutungen? Wie sieht es bei euren Kindergärten/Horten aus? Haben die Erzieherinnen neben der Beaufsichtigung der Kinder auch noch Zeit, die mannigfaltigen Hygieneregeln zu beachten und zu befolgen? (siehe: www.as-wasserberatung.de/Quellennachweis)

Teilt es mir gerne per mail mit an:
andrea@as-wasserberatung.de

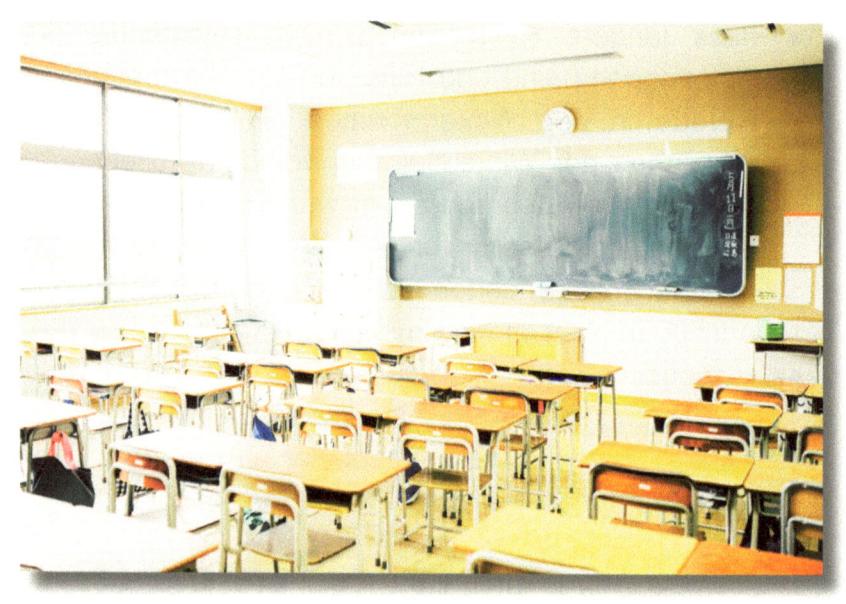

Die Schule

Hat sie was dazugelernt?

Wisst ihr, wie die Trinkwasserversorgung in der Schule eurer Kinder aussieht?

Gibt es dort z.B. einen (nicht defekten) Trinkwasserbrunnen, oder müssen die Kinder ihr Wasser selbst mitbringen? Müssen sie, wie ich früher, in der Pause am Kiosk anstehen, um dann vielleicht lieber dann doch einen Kakao oder Saft zu kaufen?

Fragt doch mal eure Kinder, wenn ihr es nicht wisst.

Was noch wichtiger ist:

Erkundigt euch bei der Schule, wie die Trinkwasserversorgung geregelt ist. Wenn es keine ausreichende Bereitstellung von kostenlosem Leitungswasser gibt, fragt nach, wo und wie euer Kind seinen Wasserbedarf decken kann.

Dürfen die Kinder während des Unterrichts trinken? Was lernen die Schüler über den Zusammenhang zwischen ausreichender Wasserzufuhr und erhöhter Konzentrationsfähigkeit?

Was ich noch erwähnen möchte, ist die Tatsache, dass unsere Kinder während des Wachstums täglich mit schweren Schulranzen zur Schule und wieder zurückgehen müssen. Da ist jedes Gramm, das man weniger schleppen muss, wichtig. Kein Wunder also, wenn man am Wasser spart, welches auch noch Platz wegnimmt. Bei mir war es so, dass ich gar nichts trinken wollte, weil ich a) nicht wusste, wie wichtig Wasser für meine Konzentration ist und b) ich die Schultoiletten schlimm fand. So habe ich meistens von 8 Uhr morgens bis 14 Uhr nachmittags gar nichts getrunken. Hat es mir geschadet? Ich würde sagen: Nein. Dennoch halte ich es für sehr wahrscheinlich, dass ich nicht so oft müde und vor allem lustlos während des Unterrichts gewesen wäre, hätte ich ausreichend Wasser getrunken. Man kann ja nicht immer die Lehrer für Langeweile und Müdigkeit verantwortlich machen. ;-)
Was ich richtig toll fände, wäre ein Bewusstsein dafür zu schaffen, in jeder Schule Möglichkeiten zu installieren, gutes Wasser unentgeltlich trinken zu können und damit meine ich keine Wassersprudler oder -brunnen, die einfach nur an das

Leitungswassernetz angeschlossen werden und schnell kaputt gehen können. Mir ist bewusst, dass das eine richtige Herausforderung ist. Gehen wir sie an?

Richtig gutes Wasser muss für mich garantiert frei von Schadstoffen sein. Wenn ich daran denke, wie alt viele Schulen und damit die Leitungswasserrohre sind, ist das hoffentlich nachvollziehbar.

Wie sieht es an der Schule eurer Kinder aus?

Schreib mir eine E-Mail an andrea@as-wasserberatung.de. Ich sammle eure Antworten und hoffe darauf, bundesweit einen Überblick zu dieser Thematik zu erhalten.

Wenn ihr noch nie eine alte Trinkwasserleitung gesehen habt, dann schaut euch dieses Foto an:

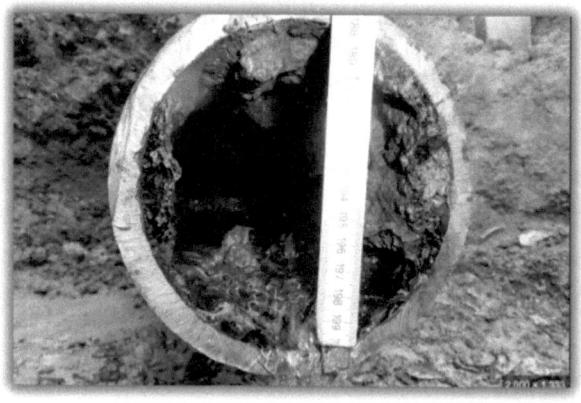

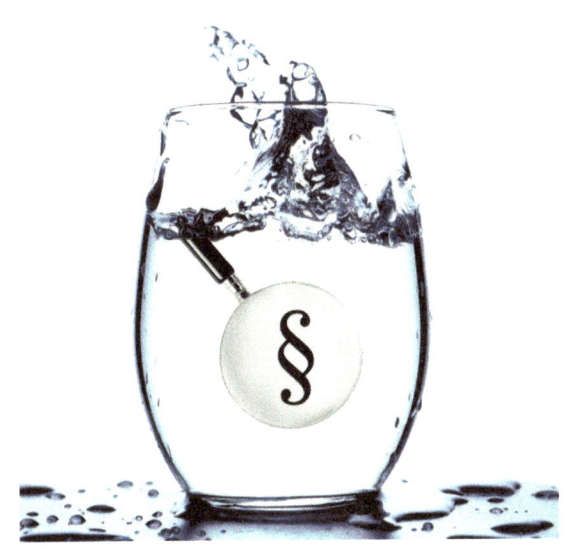

Die deutsche Trinkwasserverordnung

Sinn und Sinnlosigkeit

Bis zu meinem 58. Lebensjahr habe ich weder von dieser Verordnung gehört noch sie gelesen. Aufgrund meiner Recherchen, bei denen immer wieder auf die Trinkwasserverordnung verwiesen wurde, möchte ich sie hier kurz vorstellen.

Theoretisch stellt die Deutsche Trinkwasserverordnung sicher, dass Trinkwasser in Deutschland frei von gesundheitsschädlichen Stoffen ist und den höchsten Qualitätsstandards entspricht. Sie legt Grenzwerte für Schadstoffe fest, überwacht die Einhaltung dieser Werte und schützt so die Gesundheit der Bevölkerung.

Doch berücksichtigt die deutsche Trinkwasserverordnung außer im Hinblick auf Keime auch die sogenannten vulnerablen Gruppen wie Schwangere, Immungeschwächte, Neugeborene und Babys bis sechs Monate und Ältere sowie kranke Menschen?

Ich habe leider keine spezifischen Regelungen in der Trinkwasserverordnung, die sich gezielt auf besondere Bedürfnisse dieser Gruppen außerhalb der mikrobiologischen Sicherheit konzentrieren, gefunden. Besonders bei chemischen Stoffen wie Schwermetallen, Arzneimittelrückständen, PFAS, Mikroplastik oder endokrinen Disruptoren, die empfindliche Personen stärker betreffen könnten, bleibt die Verordnung verständlicherweise allgemein. Eine gesonderte Berücksichtigung dieser Gruppen in der Verordnung findet nicht explizit statt.

Die Trinkwasserverordnung gilt für:
Wasserversorgungsunternehmen, Vermieter und Immobilienverwalter, Unternehmer oder Inhaber von Trinkwasserinstallationen, Betreiber von Großanlagen zur Trinkwassererwärmung, Eigentümergemeinschaften, Gesundheitsämter, Bundesländer und ihre Behörden.

Die Trinkwasserverordnung gilt nicht für:
Natürliches Mineralwasser, Heilwasser
Wasser, das keinen Einfluss auf die Gesundheit hat,
Wasser aus individuellen Versorgungsanlagen mit weniger als 10 Kubikmetern pro Tag oder weniger als 50 Personen

Diese Verordnung wird kontinuierlich an neue Erkenntnisse und EU-Richtlinien angepasst.

Soviel zur Theorie:
Praktisch gesehen wiegt mich das nicht in Sicherheit, weil diese Verordnung nie den - sich viel schneller entwickelnden, nicht kontrollierbaren - Stoffen, die in unser Trinkwasser gelangen und neue Verbindungen miteinander eingehen, Schritt halten kann. Weiterhin können die vorhandenen und zum Teil veralteten Kläranlagen immer mehr gesundheitsschädliche Stoffe z.B. Röntgenkontrastmittel, Hormone, Mikroplastik, Arzneimittelrückstände, Hormone, Kosmetikchemikalien wie Parabene und Pestizide nicht zuverlässig herausfiltern. Auch Schwermetalle und niedermolekulare organische Verbindungen können ebenfalls in geringen Mengen im Abwasser verbleiben. Doch damit nicht genug. PFAS (per- und polyfluorierte Alkylsubstanzen) gehören ebenfalls zu den Stoffen, die Kläranlagen nicht aus dem Abwasser filtern können. Diese chemischen Verbindungen sind extrem stabil und wasserabweisend, weshalb sie in vielen industriellen Produkten wie wasserfesten Textilien, Kochgeschirr oder Feuerlöschschäumen verwendet werden. Aufgrund ihrer Stabilität und Langlebigkeit werden PFAS auch als "ewige

Chemikalien" bezeichnet, da sie sich in der Umwelt und im menschlichen Körper nur sehr langsam abbauen.

Mein Ziel ist es aber nicht, Verantwortlichkeiten herzustellen. Denn in der Praxis stehen viele Unternehmen unter starkem Kostendruck, was häufig dazu führt, dass Umweltmaßnahmen, wie der Schutz des Trinkwassers, nicht prioritär behandelt werden. Besonders in Regionen mit schwachen Umweltvorschriften sparen Unternehmen oft an Investitionen in umweltfreundliche Technologien oder Abwasserreinigung, um ihre Wettbewerbsfähigkeit zu erhalten.

Ein weiteres Problem ist die Externalisierung von Umweltkosten: Anstatt für die Umweltschäden selbst aufzukommen, werden die Kosten der Trinkwasserbelastung oft auf die Gesellschaft oder den Staat abgewälzt.

Häufig investieren Unternehmen zudem zu wenig in die Forschung und Entwicklung nachhaltiger Alternativen und betreiben Greenwashing, indem sie sich nach außen hin umweltbewusst geben, aber nur minimale Maßnahmen ergreifen. In vielen Industrien steht daher verständlicherweise der kurzfristige ökonomische Vorteil über langfristigen Umwelt- und Trinkwasserschutz. Das muss uns immer klar sein.

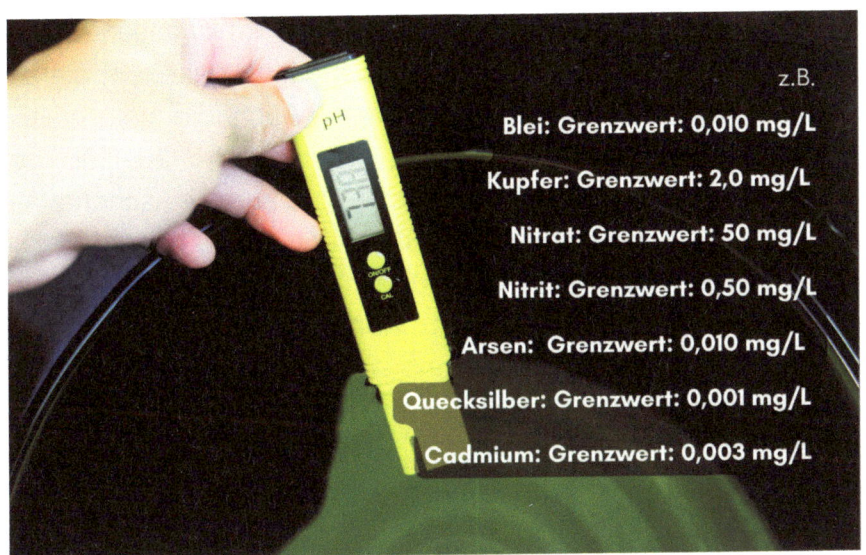

z.B.

Blei: Grenzwert: 0,010 mg/L

Kupfer: Grenzwert: 2,0 mg/L

Nitrat: Grenzwert: 50 mg/L

Nitrit: Grenzwert: 0,50 mg/L

Arsen: Grenzwert: 0,010 mg/L

Quecksilber: Grenzwert: 0,001 mg/L

Cadmium: Grenzwert: 0,003 mg/L

Die Trinkwasseranalyse

Was nicht gesucht wird, kann auch nicht gefunden werden.

Als ich zum ersten Mal die Analyse meines Wasserversorgers gelesen habe, war ich erleichtert. Weiches Wasser, hervorragende Qualität, alle Werte unter den vorgeschriebenen Grenzwerten.

Wieso ich das auf der einen Seite für korrekt erachte aber auf der anderen Seite für Augenwischerei halte, ist darin begründet, dass besonders Hauseigentümer und Mieter älterer Häuser (von denen es auch bei uns noch sehr Viele gibt) sich durch diese Aussage möglicherweise in unbegründeter Sicherheit wiegen. Wer macht sich schon Gedanken über Alter und Qualität seiner Trinkwasserleitung? Wer hat schon mal eine Trinkwasserleitung gesehen, die ein paar Jahrzehnte in Benutzung war? Auch die unterirdisch verlegten Rohrleitungssysteme, für deren Qualität der Wasserversorger garantieren muss, sind zum Teil schon stark veraltet und vielleicht sogar defekt. Wichtig zu beachten: Die Trinkwasseranalyse ist nie aktuell und unterliegt ständigen Schwankungen. Bei mir in Königstein wurde z.B. bei Wasserknappheit eine uns unbekannte Menge Trinkwasser aus einem tiefer gelegenen Nachbarort zu einem unbekannten Zeitpunkt eingespeist. So haben wir z.B. in 2022 Keime aus einem anderen Netz eingefangen und mussten abkochen.

Interessant finde ich auch, dass nur bei sogenannten coliformen Keimen in unserer Trinkwasseranalyse eine Null-Toleranzgrenze gilt. Das ist darin begründet, dass sogenannte vulnerable Gruppen, dazu gehören: ältere Menschen, Kinder, Schwangere und Menschen mit geschwächtem Immunsystem, besser geschützt werden. Uns gesunden Menschen schaden diese Keime in der Regel nicht.

Bedauerlicherweise muss ich erneut erwähnen, dass die Trinkwasseranalyse allein nicht ausreicht, um sicher zu sein, völlig schadstofffreies Wasser zu haben, weil sie eben nur die Wasserqualität an der Übergabestelle des Versorgers überprüfen kann, nicht aber die Leitungen im Haus. Da die Wasserversorger daran interessiert sind, dass die Verbraucher ihrem Produkt vertrauen, wird ständig Wert auf die regelmässigen Kontrollen gelegt, die leider a) nie transparent sind und euch so im Unklaren lassen, wann und wie oft kontrolliert wird und b) nicht die Frage beantwortet, was zwischen den Kontrollen passiert und schlussendlich offen lässt, was passiert, wenn die Kontrolle zwar greift, aber die herkömmlichen Maßnahmen wie Abkochen und Chloren nicht helfen? Die Gemeinde Gründau kann seit drei Jahren ein Lied davon singen.

Selbst wenn das Wasser vom Versorger sauber ist, können veraltete und schwermetallbelastete Rohrleitungen das Wasser beim Durchfluss verunreinigen.
Doch weitere unsichtbare Gefahren sind auf dem Weg durch die unterirdischen Trinkwasserleitungen möglich, woran sicher die wenigsten denken.

Durch Veränderungen im System können Schadstoffe auch durch Bauarbeiten, Rohrbrüche oder unzureichend gewartete Hausinstallationen in das Wasser gelangen, die in der allgemeinen Trinkwasseranalyse nicht berücksichtigt werden.

Wenn Wasser lange in den Leitungen steht (z. B. über Nacht), kann es mit den Rohrmaterialien reagieren und dabei Schadstoffe aufnehmen, die in frischen Proben nicht nachgewiesen werden.

Die Analyse deckt oft nur eine begrenzte Anzahl von Stoffen ab, die in den Grenzwerten der Trinkwasserverordnung festgelegt sind. Neue oder wenig erforschte Schadstoffe, wie Mikroplastik, PFAS oder Arzneimittelrückstände etc., können zum Teil nicht regelmäßig getestet werden oder es gibt aktuell keine festgelegten Grenzwerte dafür.

Daher liefert die Trinkwasseranalyse zwar wichtige Informationen, garantiert aber nicht in jedem Fall absolut schadstofffreies Wasser, insbesondere im Hinblick auf die Bedingungen in den Hausinstallationen und den zurückgelegten Weg vom Verlassen des Wasserwerks bis zu den Hausinstallationen.

Die Begründung ist in der "aktualisierte Trinkwasserverordnung (TrinkwV) von 2023" zu finden. welche einen verpflichtenden risikobasierten Ansatz einführt, der darauf abzielt, potenzielle Risiken für die Trinkwasserqualität basierend auf lokalen bzw. geografischen Gegebenheiten frühzeitig zu erkennen und mindern zu können. Sprich, dort wo es z.B. mehr Landwirtschaft gibt, müssen Düngemittelbestandteile und Klärschlamminhalte strenger geprüft werden.

Wer sich dafür interessiert, Trinkwasseranalysen zu verstehen, wird beim Vergleich verschiedener Wasserversorger feststellen, dass eine Analyse umfangreicher ist als die andere. (siehe: www.as-wasserberatung.de/Quellennachweis)

Auch wenn ich nicht in der Lage bin, eine solche Analyse vollumfänglich zu verstehen, so ist mir doch Eines aufgefallen. Egal, welche Analyse ich mir angesehen habe. Die dort angegebenen Grenzwerte wurden NIEMALS überschritten.

Daher bitte ich alle diejenigen, die jetzt mal bei ihrem Wasserversorger nachschauen und überschrittene Grenzwerte finden, mir diese bitte mit link an meine Emailadresse: andrea@as-wasserberatung.de zu schicken.

Der Grund: Ich möchte meine Vermutung, dass mit den Analysen, den Messungszeitpunkten oder den Grenzwerten etwas nicht stimmt, **nicht** bestätigt wissen. Da alle bundesweit gemessenen Trinkwasseranalysen nicht in einer Datenbank gesammelt werden, kann mir hier auch die KI keine Antworten liefern.

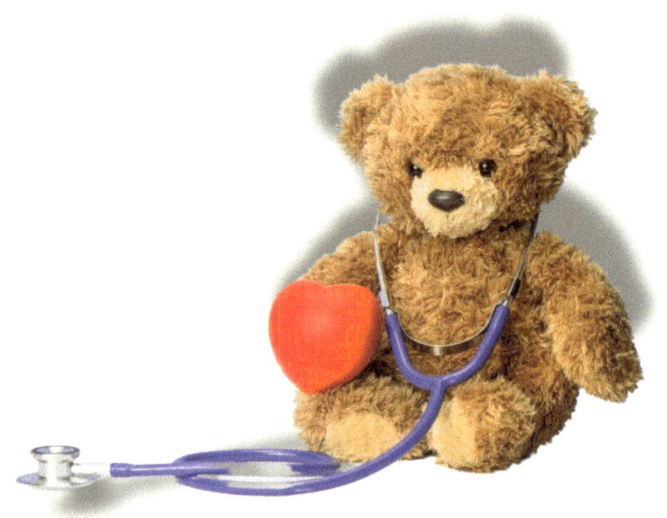

Kinderarzt und Hebamme

Wie aktuell ist deren Wissen über Trinkwasser?

Dieses Kapitel zielt nicht darauf ab, diese Berufsgruppen zu diskreditieren. Es geht mir darum, kritisch hinterfragen zu wollen, inwieweit die Trinkwasserqualität und deren mögliche Auswirkungen auf nicht gestillte Neugeborene, Babys bis 6 Monate und die allgemeine kindliche Entwicklung ausreichend beachtet wird.

Gerade in einer Zeit, in der Eltern zunehmend besorgt über Schadstoffe und Mikroplastik im Wasser sind, frage ich mich, ob medizinische Fachkräfte auch auf diesem Gebiet als kompetente Berater auftreten. So hoffe ich, dass ich hier gemeinsam mit euch Antworten darauf erhalte.

Mein Fokus liegt hierbei vor allem auf nicht gestillten Neugeborenen und Babys bis zu 6 Monaten, die mit Wasser zubereitete Babynahrung zu sich nehmen müssen.

Warum das wichtig ist:
Für diese Minimenschen ist die Reinheit des Wassers von entscheidender Bedeutung. Schon geringe Mengen an Schadstoffen wie Nitrate, Blei oder Mikroorganismen können in diesem frühen Entwicklungsstadium eine Gefahr darstellen.

Es interessiert mich, ob euch allgemeine und manchmal veraltete Empfehlungen gegeben werden, ohne auf spezifische Risiken näher einzugehen. *Beispiel: Wurdet ihr darauf hingewiesen, dass ihr euer Leitungswasser auf Schwermetalle und alle für die Gesundheit erforderlichen Grenzwerte testen lassen solltet? Hat man euch nur empfohlen, mögliche Keime sicherheitshalber abzukochen, aber keinen Hinweis auf eventuell vorhandene Schwermetalle gegeben?*

Die Entwicklung und Intelligenz unserer Kinder – ein unterschätzter Einfluss?

Als ich zum ersten Mal gelesen habe, dass Kinder im Vergleich zum Erwachsenen wesentlich mehr Blei aus der Nahrung und dem Trinkwasser aufnehmen und schon geringe Bleikonzentrationen bedenkliche Auswirkungen auf die Blutbildung und die Intelligenzentwicklung vor allem vor der Geburt und während der ersten Lebensjahre haben, war ich schockiert. Mir war nicht klar, dass es in Deutschland noch Bleirohre gibt. Da Blei hauptsächlich aus alten Bleirohren oder bleihaltigen Lötstellen abgegeben wird, können heute noch Bleirohre oder bleihaltige Verbindungen in den älteren Wasserleitungen vorhanden sein.

Ich frage mich: Wissen Kinderärzte und Hebammen genug über diese Zusammenhänge? Viele Eltern verlassen sich möglicherweise darauf, dass das in Deutschland verfügbare Wasser sicher ist, ohne die Wasserqualität im eigenen Haushalt zu überprüfen. Meine Vermutung ist, dass Aspekte wie Bleirohre in älteren Gebäuden oder mögliche Kontaminationen durch alte Installationen oft nicht thematisiert werden.

Es wäre wünschenswert, wenn Eltern detaillierte Informationen erhalten würden, etwa über die richtige Nutzung von Leitungs- und Mineralwasser für die Zubereitung von Babynahrung. Werden sie darüber aufgeklärt, dass Leitungswasser, das länger in der Leitung stand, zunächst abfließen sollte, bevor es genutzt wird? Und wie sieht es mit dem Wissen über Babywasser oder Mineralwasser aus, das angeblich für die Zubereitung von Säuglingsnahrung geeignet ist?

Weitere Fragen zur Beratung:
Mich interessiert zudem, ob Themen wie Hydration in der Beratung angesprochen werden, da diese eine Rolle für die allgemeine Entwicklung und das Wohlbefinden der Kinder spielen könnten. Auch hier gibt es Studien, die Zusammenhänge zwischen ausreichender Hydration und kognitiver Leistungsfähigkeit aufzeigen, aber inwieweit fließt dieses Wissen in die Beratungspraxis ein?

Bildungslücken und Fortbildungen:
Meine Recherche legt nahe, dass die Ausbildung von Kinderärzten und Hebammen stark auf medizinische Kernkompetenzen wie Geburtsvorbereitung, Impfberatung und Ernährungslehre fokussiert ist. Die Trinkwasserqualität, die laut dem Umweltbundesamt erhebliche Auswirkungen auf die Gesundheit von Babys und Kindern haben kann, scheint dabei möglicherweise nicht ausreichend im Vordergrund zu stehen.

Auch wenn ihr Arzt und Hebamme vertrauen sollt, hoffe ich, dass der Buchinhalt vielleicht dazu beiträgt, das Thema Trinkwasserqualität im Gespräch mit diesen anzusprechen und so das Thema Trinkwassersicherheit mehr in den Fokus zu rücken.

Noch einen wichtigen Aspekt möchte ich nicht unerwähnt lassen!

Ich habe mitbekommen, dass in 2024 viele Kinderärzte in Deutschland keine neuen Kinder mehr aufnehmen können bzw. der Mangel an Kinderärzten, dazu führt, dass ihr oft weite Wege in Kauf nehmen müsst, um eine Praxis zu finden, die freie Kapazitäten hat, so schadet es auf jeden Fall nicht, wenn auch ihr der Wasserqualität in eurer Familie mehr Beachtung schenkt.

Last but not least
Habt ihr euch schon mal gefragt, warum es nur wenig wissenschaftlich klare Zusammenhänge zwischen

Krankheiten und verschmutztem Trinkwasser gibt? Die Gründe dafür sind eigentlich offensichtlich und, wie könnte es anders sein, vielfältig. Eine eindeutige Antwort kann es daher nicht geben.

Ein wichtiger Punkt ist die Vielschichtigkeit der Ursachen. Gesundheitliche Probleme entstehen oft durch das Zusammenwirken verschiedener Einflüsse, wie zum Beispiel erbliche Veranlagungen, Lebensgewohnheiten, Umweltbedingungen und Kontakt mit Schadstoffen. Das macht es verständlich, warum bestimmte Krankheiten nur schwer auf einen einzelnen Schadstoff, etwa im Trinkwasser, zurückgeführt werden können.

Hinzu kommt die oft langsame Wirkung. Viele Krankheiten, vor allem langwierige Erkrankungen, entwickeln sich über viele Jahre. Die lange Zeitspanne zwischen dem Kontakt mit verunreinigtem Wasser und dem Auftreten von Beschwerden oder Krankheiten erschwert es, einen direkten Zusammenhang nachzuweisen. Ein weiterer Faktor ist die unterschiedliche Stärke der Belastung. Menschen sind unterschiedlich starken chemischen und biologischen Belastungen ausgesetzt, je nachdem, wo sie wohnen, wie viel Wasser sie verbrauchen und wie ihr Lebensstil aussieht. Diese Unterschiede erschweren es, klare Aussagen über den Zusammenhang zwischen Trinkwasserqualität und Gesundheit zu treffen.

Erschwerend kommt der Mangel an Daten hinzu, der oft dazu führt, dass umfassende Gesundheitsstudien, die viele Teilnehmer über längere Zeit beobachten, fehlen. Zum

Beispiel ist die Schadstoffgruppe der sogenannten PFAS-Stoffgruppe immer noch wenig erforscht, aber von dem, was man bisher darüber weiß so gefährlich, dass sie als "Ewigkeitschemikalien" bezeichnet werden, weil sie nicht abbaubar sind. Gleiches gilt für Mikroplastik, Spurenstoffe und endokrine Disruptoren. Solange weitere Studien fehlen, ist es leider unmöglich, schnell und eindeutig Zusammenhänge zwischen verunreinigtem Trinkwasser und Auswirkungen auf die Gesundheit festzustellen. Bis dahin müssen wir mit der Ungewissheit leben oder wir kaufen uns einen Wasserfilter, der mit möglichst vielen Schadstoffen zurecht kommt.

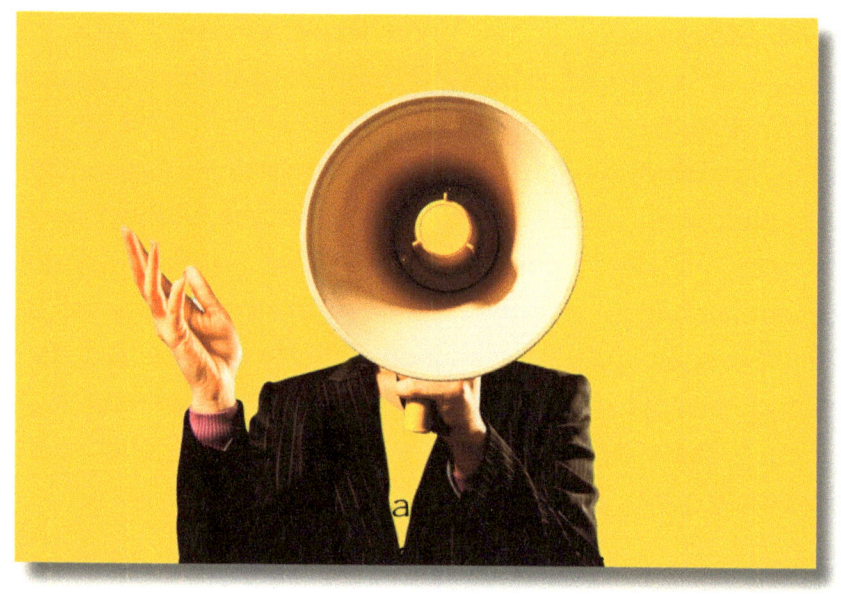

Nachwort

Was ich noch zu sagen habe

Dieses Buch ist nicht der Weisheit letzter Schluss und wirft sicher auch Fragen auf, die hier keine vollumfängliche Beantwortung erfahren. Wie ihr sicher gemerkt habt, bin ich sehr in die Tiefe gegangen und habe wahrscheinlich Ängste geschürt, die es vorher nicht gab. Da ich begonnen habe, Fakten zu hinterfragen, z.B. was unter "regelmäßiger Kontrolle" zu verstehen ist, habe ich Antworten erhalten, die mir überhaupt nicht gefallen haben. So musste ich mich z.B. von meiner persönlichen Vorstellung verabschieden, dass Klärwerke alles herausfiltern und unser Wasser täglich kontrolliert wird.

Am wichtigsten für mich ist die Zielgruppe von euch Eltern, die von Beginn an rechtzeitig auf mögliche Gesundheitsbedrohungen, die mit Leitungs- und Mineralwasser zusammenhängen könnten, hingewiesen werden müssen.

Doch auch ich weiß längst nicht alles, schreibe das aus der Perspektive einer Trinkwasserverbraucherin, kann nicht ausschließen, dass ich hier haltlose Vermutungen wiedergebe und hoffe wirklich sehr, dass ich mit eurer Hilfe einen bundesweiten Überblick über die Trinkwassersituationen in Kindergärten und Schulen eurer Kinder erhalte.

Zu guter Letzt:
Da die Ursachen mancher Beschwerden einfach so hingenommen werden, äußere ich folgende Vermutung: Kann es sein, dass z.B. der sorglose Umgang mit Leitungswasser, eine mangelnde Wartung sowie das Alter und die Qualität der Trinkwasserleitungen auch ein möglicher Grund sein könnten, dass "Magen-Darm" umgeht?

Es ist mir wichtig, herauszufinden, ob die im Leitungswasser vorkommenden Schadstoffe Kinderkrankheiten verursachen oder verschlimmern können. Ich möchte wissen, ob bei einer festgestellten Verkeimung des Trinkwassers auch die lokalen Ärzte vom zuständigen Gesundheitsamt informiert werden, sodass hier vielleicht endlich neue Zusammenhänge zwischen Trinkwasserqualität und Kinderkrankheiten entdeckt werden können. Wollen wir also weiterhin abwarten/vertrauen oder endlich eigenverantwortlich handeln?

Ich würde mich freuen, wenn ich euch für das Thema Wasser, die Zubereitung von Säuglingsnahrung und die allgemeine Wasserqualität für Kinder sensibilisieren könnte? Wir stehen erst am Anfang. Gehen wir gemeinsam den nächsten Schritt?
Falls ja, dann plane ich, eure Erfahrungen in einem neuen Buch zu veröffentlichen.

Last but not least
In meinem Buch möchte ich darlegen, warum ich auf geschlechtergerechte Sprache verzichte. Für mich steht die Klarheit und Lesbarkeit im Vordergrund. Ich glaube, dass Sprache die Gedanken und Ideen transportieren sollte, ohne durch zusätzliche sprachliche Konstrukte abgelenkt zu werden.

Zudem empfinde ich die Diskussion um Gendern oft als eine Spaltung, die von den eigentlichen Themen ablenkt. Stattdessen strebe ich danach, eine inklusive und respektvolle Kommunikation zu fördern, ohne auf spezielle Formulierungen zurückgreifen zu müssen. Mein Ziel ist es, eine Botschaft zu vermitteln, die alle anspricht und verbindet, unabhängig von der gewählten Sprachform.

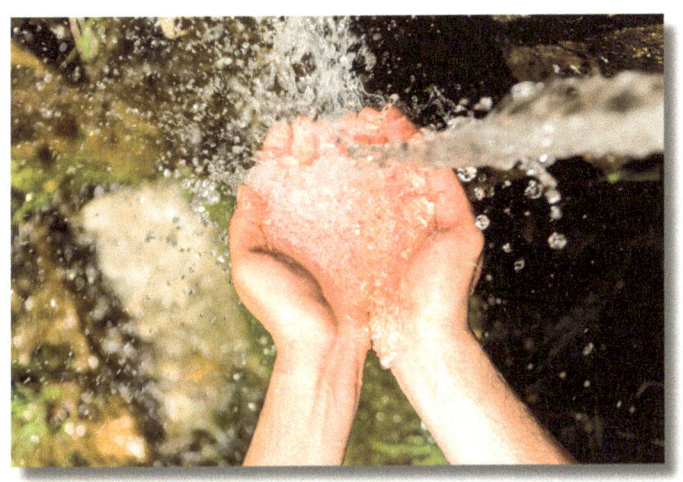

Quellennachweis

auf meiner Webseite

Für eine vollständige Liste der Quellen und weiterführende Links besuchen Sie bitte meine Webseite: https://as-wasserberatung.de/quellennachweis/

Ich empfehle hier die Lektüre des Buchs mit dem Titel "Die Mineralwasser- und Getränkemafia" von Marion Schimmelpfennig. Darin sind auf 304 Seiten Fakten und Zusammenhänge zu lesen, die man eigentlich gar nicht für möglich hält. Wer noch mehr Überzeugungskraft benötigt, findet hier die notwendigen Argumente.

Disclaimer

Die in diesem Buch enthaltenen Informationen wurden sorgfältig recherchiert und nach bestem Wissen und Gewissen zusammengestellt. Sie dienen ausschließlich allgemeinen Informationszwecken und laden zum Hinterfragen und Ergänzen ein. Die Autorin übernimmt keine Haftung für die Richtigkeit, Vollständigkeit, vorgenommene Änderungen oder Löschung der im Quellennachweis verlinkten Inhalte oder Aktualität der Inhalte. Jede Nutzung der hier bereitgestellten Informationen erfolgt auf eigenes Risiko. Bei gesundheitlichen Fragen oder Bedenken sollten Sie immer einen Arzt oder einen anderen qualifizierten Gesundheitsdienstleister konsultieren. Um mögliche Verstöße gegen das Wettbewerbsrecht, Persönlichkeitsrecht oder andere rechtliche Bestimmungen zu vermeiden, verzichte ich in diesem Buch bewusst auf die Nennung konkreter Namen von Personen oder Unternehmen.